宙《そら》からのおくりもの

助産師の気づきの旅

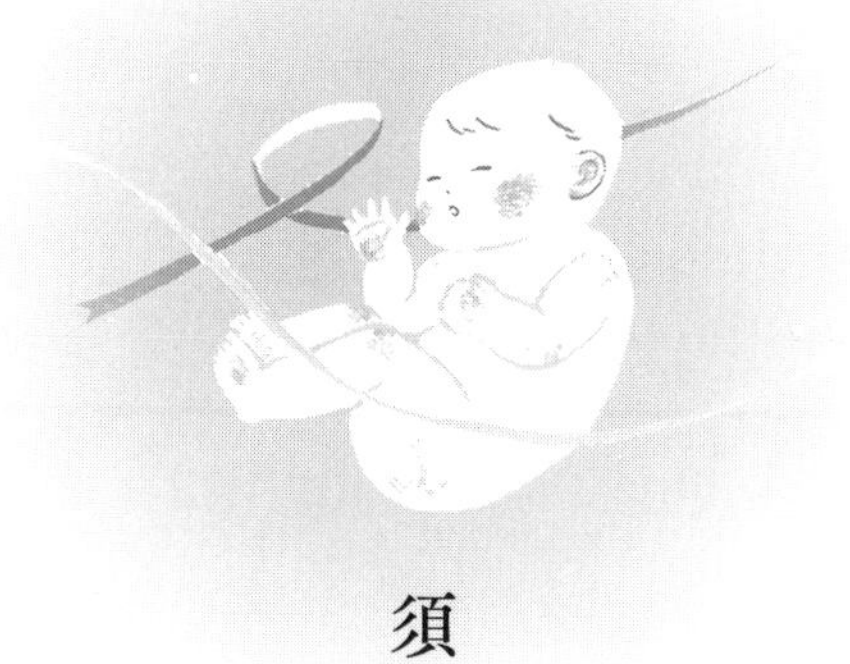

須江孝子
Sue Takako

野草社

宙《そら》からのおくりもの　もくじ

装画・イラスト——北原明日香
ブックデザイン——堀渕伸治◎tee graphics

宙《そら》からのおくりもの

助産師の気づきの旅

プロローグ

複数の病院を受診し、どのドクターからも「あなたの場合は帝王切開です」と断言されたと話すお母さん。妊娠八か月、「自然に産みたい」という強い願いを持っているのですが、助産師である私もまた、初対面のときに彼女の中学生のような小柄な体格を見て「経膣分娩は、大丈夫かな？」と一抹の不安を感じるほどでした。

しかし彼女はお腹の赤ちゃんから、「お産をサポートしてくれる人がかならず見つかるので探してほしい」というメッセージを受け取ったそうです。こうしてご縁がつながり、私が「自宅出産」のお手伝いをすることになりました。

さて、陣痛がはじまって三〇分もしないうちに、

「まだ産まれないの……！？」

と、お母さんの口から大きな声が出ます。

「まだはじまったばかりですよ。子宮口はゆっくりゆっくり開くので、一二～二四時間ぐらいは必要よ」

「そんなに長くかかるなんて信じられない……」

落胆する彼女を、付き添う夫が懸命にさすり、なだめるようにサポートします。しかし、このお母さんが「赤ちゃんを産むのは、ほかならぬ自分だ」と自覚するのに、さほど時間はかかりませんでした。

順調な規則的陣痛が六時間ほど続いたころ、私はふっと違和感を覚えました。あれは、赤ちゃんからの目に見えないアプローチだったと思います。

「ちょっと内診させてね〜」とやさしく語りかけながら、お腹の赤ちゃんに向けて、「第一回旋があまいので、もっと強く自分の顎を引いて、今まで降りてきたところよりも、もっと下まで進めるからね」と同じことをゆっくり二度繰り返しました。そして内診をしながら、静かに児頭を骨盤上部の自由に動けるところまでもどすと、私の手から赤ちゃんの頭がさっと離れ、方向を変えてくれました。

そのあとは、しっかりした母子一体の感覚のなかで、お産はおだやかに進行しました。「こんな小柄な体型でお腹の赤ちゃんは産道を通れるのだろうか？」と半信半疑でしたが、一回のみの軌道修正で回旋異常を克服し、約七時間という短時間で無事出産。すこやかな赤ちゃんがこの世におでましになり、最後はお父さんがへその緒を「麻ひも」で結んで切りました。
「いのち」の誕生、あっぱれです。

さすらいの助産師である私の人生は、二度のガンを体験することで、やっと、私らしく開花しました。

四十二歳で乳ガンが発覚して以来、数年かかって、「いのちの本質は循環する魂である」ことに気づかされ、五十一歳の大腸ガン手術のころより、「想いが現実とつながっている」ことを確信するにいたりました。

本格的に自分探しの旅が始まったのは、ある夜の不思議な声がきっかけです。

一九九六年十二月、大腸ガンの手術を受けた年のクリスマス・イブのことでした。ひとりだけの部屋のなかで、右うしろのほうから突然、知らない男の人の声が耳に入ってきました。

「そんなに気づいたことがあるのに、自分だけの胸にしまっておくの？　あなたに書ける何かがあるんじゃないの？」

驚いて振り向きましたが、誰もいません。あの声は何だったのだろうと、その夜はなかなか寝つけませんでした。

以来、あの声が耳から離れません。

「だって、私にはできない。文章力もないし、表現力にも乏しいし、とても書くことなんか……」

ずっと否定し続けていました。でも、いつまでたっても、忘れられないのです。それどころか、あの声がどんどん、自分のなかでふくらんできます。

「ダメもとで、とにかく書いてみよう」

そう決心したのが、次の年のクリスマス・イブでした。

乳ガンのあとで患った肺炎や網膜剥離の手術を危機一髪のところでまぬがれたその日も、なぜかクリスマス・イブでした。大きな何かに守られているという至福感がひたひたと押しよせ、感謝の涙が止まらなかったことを思い出しました。

自分の身に起こったこと、感じたことをひとつひとつ振り返りながら、自分の想いをたどる旅が始まりました。大腸ガンの手術のあとで娘に言われた言葉がずっと、心に残っていたのに気がつきました。

「私の子どもはお母さんに取りあげてもらうんだから、早く元気になってね」

もともと助産師だった私ですが、二度もガンの手術を受けた身です。もう、そんなことはできないと思っていました。

ところが、また、ある人からこう言われたのです。

「いのちの本質がわかっているあなたには、きっと赤ちゃんの声が届いているはず」

そのとき私はようやく、自分が助産師という仕事を選んで生まれてきたことの意味に気づかされたのです。

もう一度、助産師になろう。そう決意したのが九八年の夏。奇しくもその日は、幼くして亡くなった兄の命日でした。

現在では当たり前になっている病院出産は、第二次世界大戦後のアメリカの指導によるものです。そして戦後から半世紀以上たった今、日本に昔から培われてきた素晴らしいお産の技術や知恵が、開業助産師の高齢化とともに風前のともしびにさらされています。

日本では幸いなことに、正常分娩については助産師が取り扱える開業権が認められています。

次世代を育む大切なお産を、できるだけ自然の摂理にのっとった形でしたい。そのような方のお手伝いができれば、というのが私の願いです。

お母さんにも赤ちゃんにも満足してもらえるようなお産ができることで、母子のきずながしっかり結ばれます。その子の一生の原点にかかわる重要な分娩経過中を、しっかりと妊婦さんに付き添って、心の目、魂の目でしっかり見つめてみたいと思ったのです。

現代のさまざまな問題は、この母と子の最初のかかわりの希薄さが生み出しているような気がしてなりません。だからこそ、お母さんが赤ちゃんとお話ししながらお産ができる環境をつくりたい。生活の場である自宅でリラックスしながら家族とともに赤ちゃんと向き合いたい。自然の流れのなかで人間として宇宙のエネルギーを感じながら出産をしてほしいと思い、家庭分娩のお手伝いに東奔西走しています。

本書では、助産師としてのかけがえのない体験から得た気づきとともに、その背景にある私自身のこれまでの生き方やいのちについての考え方を紹介します。

これから赤ちゃんを産もうとしているお母さん予備軍はもちろんのこと、「自分って何？」「自分らしく生きるってどういうこと？」と迷っているすべてのあなたへ、私の体験が、ほんとうの自分に出会うための何かの参考になれば幸いです。

第1章

病気は神さまからのプレゼント

Chapter 1

えっ、私が乳ガン？

「乳ガンです。それにしてもよく見つけましたね、こんな部位で」

年配のドクターから静かにそう告げられた瞬間、私の目は大きく宙をさまよいました。青天の霹靂とは、まさしくこのことを言うのでしょう。

「そんなバカな！　私に限ってそんなことが……？」

でも、目の前に置かれた検査結果には、まぎれもなく「ＭＭＫ」と、乳ガンを示すドイツ語（Mammakrebs）の略字が大きく記されていたのです。

一瞬、頭のなかが真っ白になりました。

涙がはらはらとこぼれ落ちて止まりません。私はまだ、四十二歳。診察室の外で待っている次男はやっと二歳になったばかりです。

こんな小さな子を残して私は死んでしまうのだろうか、神さまはなんて意地悪なんだろう。せめて、あと十年後にしてくれればよかったのに。

この世のなかで私ほど不幸な人間はいない。どうして？　どうして私が？　どうしよう、どうすればよいのだろう……。

気が動転していたのでしょう。対がん協会のある宮城県仙台市から白石市の自宅まで、どうやって帰ってきたのかも覚えていません。ただ、言いようのない不安が、頭のなかをむなしく、ぐるぐる空回りしていました。

でも、右胸の外側に、五センチ以上はあろうかというガンがあるのは事実。一刻も早く、なんとかしなくてはなりません。

やりきれない思いと必死に戦いながら、知り合いの産婦人科の女医さんに相談の電話を入れ、麻酔科のドクターであるご主人から東北大学病院の外科のK先生を紹介してもらいました。

再診の結果は、やはり乳ガン。手術待ちの患者さんがたくさんいて、早くても手術は一か月後、とのこと――。

しかし、麻酔科のドクターはその翌週、学会で不在となるため外科手術はお休みだったのですが、私の手術の麻酔を担当したあとで学会に出かけるということにして、急遽予定を入れてくれたのでした。

ひとまず、「ホッ」と息をつきました。一か月も手術待ちしていたら、頭が変になっていたかもしれないと思うぐらい、私は追いつめられていたのです。

死の恐怖に脅かされて

再診から五日後の十一月はじめ、手術は無事に終わりました。

とはいっても、術後、目覚めたときには胸の奥から込みあげるような吐きけがあり、気分はすぐれません。

ガンの進行度合いがどうだったのかも気になります。

主治医のK先生に、思い切って「ステージは？」とたずねてみると、「悪性の浸潤ガンでした。でも、ごく初期とは言えませんが、初期の部類に入るからあまり心配しないように」との返事。

直感で、ポーカーフェイスのその下に、何かが隠されている気がしました。でも、こわくてこわくて、それ以上は聞けません。

これはかなりあとになって、若いドクターから聞きだしたことですが、実際は「ステージ二期、脇下リンパに三個の転移あり、ハルステッド拡大手術」というのが私の症状でした。

思いつめた表情をしている患者に、主治医がほんとうのことを言えなかったのは当然のことです。そのときに事実を聞かされていたら、きっとショックのあまり立ち直れなかったことでしょう。

手術後の私は、ガンと闘うことだけに精神を集中していました。

二歳の子どものためにも絶対死ぬわけにはいかない。ガンは当時の私にとって、ゲリラ以外の何モノでもありません。

「ガン細胞をとことんやっつけたいのです。最新の抗ガン治療をしてください」とK先生に頼み、積極的な治療をしてもらうことを期待しました。ガンの恐怖が西洋医学への過度の期待や依存心を生んでいたのです。

結局、抗ガン剤を三クール、処方してもらうことになりした。点滴と飲み薬です。点滴から流れ落ちる抗ガン剤を、「どうかガンをやっつけて。私もがんばるからしっかり頼むね」と、祈るような思いで見つめていた私。飲み薬もきちんと飲んで、ガンと闘う自分を励ましました。

でも、「ほんとうにこれでいいの?」と、心の片隅にいるもうひとりの自分が語りかけてきます。

比較的体調がよくても、抗ガン剤の投与が始まると、下痢、頭痛、吐きけ、倦怠感と、不愉快な症状が総出でおでましになる。明るく前向きに、と心がけていても、気分が悪かったり痛みをともなう毎日では、それも無理な相談です。

看護師として現場で働いていたときのことが走馬灯のように浮かんできました。

思い出すのは、元気になって退院された患者さんではなく、悪性腫瘍からの出血を繰り返して亡くなった患者さん、放射線治療の副作用でうめいている患者さん、末期の子宮ガンの痛みに襲われている患者さんと、苦しんでいる方の姿ばかり……。

どうしてみんな、こんなに苦しまなくてはならないの？　何か、苦しさを和らげるお手伝いはできないのかしら。まだ若かった私は、何もしてあげられないことの歯がゆさに、陰で何度も涙を流したものでした。

化学療法に用いられる薬はほとんどが劇薬、毒薬のたぐいです。放射線しかり、全身麻酔にしても人工的に呼吸を止めたり、筋肉を弛緩させるためにたくさんの劇薬を使用します。

抗ガン剤の点滴がポタリ、ポタリと落ちるたびに、私の心のなかで、毒薬の白黒のラベル、劇薬の赤白のラベルがちらつきます。こんなに強い薬ばかりで大丈夫なのかしら。からだがかわいそう。まるで、いじめているとしか思えない。

三クールが終わるころには、二度と化学療法は受けたくないと決意していたのでした。

いちおう順調な経過ということで、手術から三週間後に無事、退院。ところが、ほんとうの意味での苦しい日々、目に見えない死の恐怖におびえる日々は、それからが本番だったのです。

帰宅した翌朝、さあ、がんばろうと、子どものお弁当づくりに台所へ。まずニンジンを切ろうとしたのですが、石ころに包丁を当てているみたいで切れません。洗濯をしても右腕があがらず、うまく干せません。

何をしても、脇の下が裂けそうに痛みます。何かするたびに、落ち込むばかり……。とうとう一か月後には右腕が硬直して、まったく動かなくなってしまいました。おまけに反対側の左手も腱鞘炎を起こし、両腕とも自由がきかないのです。

自分ひとりで洋服を着ることも脱ぐこともできない。トイレに行っても手が痛くてお尻すらふけません。夜中にちょっと寝返りをうっただけで、痛みで目が覚めるのです。

身も心も、どん底まで落ち込んでいました。痛みの向こうに死がちらつきます。

そんな私を心配して看護学校のときの同級生が、彼女の勤める病院で、リハビリをすることをすすめてくれました。

翌年の正月明け早々、東北大学病院の鳴子分院に入院。このまま家にいても落ち込むばかりと思った私は、リハビリのメニューを黙々とこなし続けました。

最初のうちは、腕はビクとも動きません。痛いのが先にたつこともあって、なかなか思うようにはならないのです。それでも一所懸命がんばったかいがあって、腕が少し、動くようになりました。二月の節分を過ぎたころでした。

主治医の先生も驚いています。それに少し気をよくして、前よりも熱心にリハビリに励みました。七月ごろには、どうにか腕が使えるようになるまで回復したのです。

でも、腕が使えるようになったとはいえ、心の奥に巣くっているガン再発の不安が消え去るわけではありません。

私の場合、乳ガンのステージが二期でしたので、五年生存率は六十七パーセント。残りの三十三パーセントに入れば、私のいのちは五年以内。いや、こんな状態では、一～二年しないうちに死ぬかもしれない。

でも、こんな小さな子を残して？　あんな地獄のような苦しみを味わって？

乳ガンが転移しやすいのは脳と骨、肺です。転移して苦しんでいた患者さんの姿が目の前にちらつきます。転移したらどうしよう。死ぬのはイヤだ。想いの悪循環にもがけばもがくほど、泥沼に沈んでいく自分……。

ガンに対して、あらためて憎しみがつのってきました。

どうして私がこんな目にあわなければいけないのか。私が何をしたっていうの？

私の人生って何だったんだろう。

そもそも、こんなからだになったのは誰のせい？　家族のせいだ。

私の役割は炊事、洗濯、掃除係。まるで女中さんみたいじゃない。始終、雑用に追われ、自分の時間なんか全然なかった。助産師の仕事だってやめたくなかったのに、子どもが小さいうちは家にいてほしいと夫が言うからやめた。いや、やめさせられた。代わりに、やりたくもないベビー服のお店を一からスタートさせて。もう、身も心もくたくたになっていた。

それを押して、あんなに一所懸命、家族のために働いてきたのに、その私がなぜ？

もちろん、夫も義母も子どもたちも、私を心配し、気をつかって、それはそれはやさしく接してくれていました。それが、かえってしゃくにさわる。自分が言われたらいちばんイヤなセリフ、トゲのある物言いを返し、家族に当たる日々が続きました。頭ではわかっているつもりでも、痛みが私の理性を吹き飛ばしてしまうのです。

そんな自分にまた腹が立つ。こんな考え方じゃいけない。もっとプラスの発想をしなければ、と心を奮い立たせても、気がつけばまた、いつもの泥沼に入り込んでしまっているのです。痛みは人格を破壊するのですね。人を人でなくしてしまうのです。痛みにおびえ、ガンに対する憎しみ、家族に対するうらみ、死に対するおそれを心のなかにいっぱいため込み、自分のことに執着するだけで精一杯だった私。

夜、ふとんに入ると、「私のなかには悪魔がすみついているのだろうか。なんで自分は醜いのだろう。自分はこんなイヤな性格だったの？」と、ますます悲しさがつのります。

人を責め、自分を責め、あげくの果てには、「もうどうにでもなれ、私なんて、いてもいなくても同じ」と、自暴自棄になっていました。

タチツボスミレさん、ありがとう

朝、目が覚めると、まだ生きている自分に気がつきます。でも、いつまで生きられるかわからない。ガンはもう再発しているかもしれないのです。体調もすぐれないし、そんな自分がどうして、前向きに生きることができるでしょうか――。

深くて暗い、底なし沼のような日々が続きました。

そんなある日、リハビリを兼ねていつものように散歩に出かけたときのことです。時は春。うららかな日差しを浴びて、すべてのものが輝いていました。だけど、私の心はちっとも晴れません。

ふと、足もとに、小さな小さなタチツボスミレの花を一輪、見つけました。草ぼうぼうのなか、一センチにも満たない紫の花が、チラリと顔をのぞかせています。誰からも気づかれることなく、踏まれて当然のその場所で、けなげに精一杯咲いているのです。

なぜか足が止まり、くぎづけになりました。目頭が熱くなり、思わずその花を摘みました。

「私は一所懸命、咲いているよ。次の瞬間には誰かに踏まれてなくなってしまうかもしれないけれど、今を精一杯、生きてるよ」

そう、聞こえた気がしました。

精一杯生きるってどういうことだろう。私は精一杯、生きてきたかな……。

次の瞬間、ある考えに打たれました。

今、ここにいる私は、生きているのではなく、生かされている「いのち」なのではないだろうか――。

考えてみれば、呼吸ひとつをとってみても、自分が努力して息をしているわけではありません。心臓が動くのも、食べたものがからだに吸収されるのも、全部、自分の意志のあずかりしらぬこと。

生きているのが当たり前、と思っていた自分はなんて傲慢だったのだろうと、目からウロコが落ちました。

それに、女性の平均寿命が八十幾つといっても、私が八十まで生きるという保証はどこにもありません。ガンにならなくても、明日、交通事故で死ぬ運命かもしれないのです。いのちがまだまだ続くと、当然のように思い込むことのほうがおかしいのです。

「生かされて生きる我がいのちだったんだ」

今、生かされているこのいのちがたまらなくいとおしくなりました。自分にできることは、その生かされているいのちを、精一杯生きること。タチツボスミレは過去に振り回されたり明日を思いわずらうことなく、今という一瞬、一瞬を一所懸命生きています。だからこんなに、けなげで美しいのね——。

「ありがとう、ありがとう」

声にならないつぶやきを繰り返し、私は可憐なタチツボスミレの姿をそっと胸に抱きしめました。

病気は「気づき」のメッセージだった

「生きている」のではなく「生かされている」ことに気づかされた私の心は、氷のように踏み固められた雪が大地の温もりで少しずつ溶かされるように、ゆっくりゆっくり溶け始めていました。

もちろん、私を取り巻く状況がすぐに変わったわけでも、生きる真理をさとったわけでもありません。相変わらず心は揺れ動き、死に対する恐怖も依然としてありました。

でも、「私が、私が」と思っていたそれまでの高慢な自分は消えかけていました。なんでも人のせいにしていたことも恥ずかしくなりました。

「この病を乗り越えて、残りの人生を悔いを残さずに生きたい」

悪いほう、悪いほうにばかり想いを巡らすパターンから抜け出て、やっと少し前向きになれたのは、乳ガンの手術から一年たったころでした。

転機は、それから三年後にやってきました。乳ガンの手術から四年目の冬、おそれていた肺炎にかかってしまったのです。

最初は「いよいよ、来るべきものが来てしまった」と、無念の思いで入院。でも、危機一髪で肺の切除をまぬがれ、その次の網膜剥離の手術もまぬがれたとき、目に見えない大きな力の存在を感じたのです。

以前に読んだ船井幸雄さんの本『生き方の極意』の言葉を思い出しました。

「〝この世の中でおこることは、すべて必然、必要、ベストのこと〟です。このことは自分の過去をふり返ったり、真剣に勉強すれば、わかります」

じゃあ、私が乳ガンになったのは、どんな必然があったの？　肺も目も助かったのはなぜだろう？

そんなときです。『波動の法則』の著者である足立育朗さんの講演会に行く機会がありました。その話のなかで、足立さんが言った「病気の意識はレベルが高い」という言葉が引っかかります。

意味がよくわかりません。

「人々を苦しませる病気が、なぜ意識が高いのよ。病気は悪者のはずでしょ？」

病気はたまたま、不幸にしてめぐり合わせた交通事故のようなもの、というのが私の病気に対する認識でした。それだけに、「レベルが高い」発言にはどうしてもうなずけません。

妙に心にその言葉が引っかかったまま、さらに数年過ぎたでしょうか。

保健学博士の松本英聖氏の、誤った現代栄養学と現代医学が現代病をつくりだしているという発言を読んだのです。今まで心のなかでくすぶっていた疑問が次々と解決されていく思いでした。

たとえば、日本人は欧米人と比べて腸が長いこと。だから欧米人と同じような食生活をしていると、毒素がたまりやすいこと。腸内にはたくさんの腸内細菌がいて、このバランスが崩れると食べたものが腸内で腐敗しやすくなり、毒素がつくられること。その毒素が腸壁から血液に吸収され、血流にのって全身にまわり、その人のいちばん弱っている細胞やとどこおりがちな箇所にとどまって炎症を起こし、それが慢性化すると腫瘍になるという考え方を知りました。

その腫瘍の代表的なものが、ガンだったのです。

化学物質の毒素がからだを痛めつけている元凶だということも知りました。

子ども時代、毎月のように熱を出していた私に投与された大量の抗生物質。歯も弱かったので、抜髄（歯の神経を殺すこと）のため何度も使用された劇薬の亜ヒ酸。おとなになってからは頭痛や生理痛をおさえるために長年愛用していた鎮痛剤。

そのほか、ありとあらゆる加工品に含まれている食品添加物（摂取量はひとり当たり、一年に約四キログラムと言われている）、防腐剤、化学肥料や農薬で育ったお米に野菜、果物、抗生物質入りの餌を食べさせられて育った牛や豚、鶏、魚……。歯磨きのチューブにも合成洗剤にもシャンプーにも、そして私たちが生きていくのに欠かすことのできない水道水にも、ありとあらゆるものに化学物質が入っています。

そんな有害な化学物質が、私のからだには普通の人の何倍も何十倍も蓄積されていたのでした。体内の浄化装置である肝臓、腎臓は、どんなにフル稼働してもしきれなかったのです。

長男を産んで二年目に急性腎炎になったのも、腎臓のオーバーワークが原因でしょう。長女のお産は破水してから四日後、体位異常と高熱のなかでの苦しいお産でした。そして次男は二千三百十四グラムの低体重児。おまけに、お産は三人とも微弱陣痛（子宮口を開くのに有効な陣痛ではなく、ただ苦しいだけの無効陣痛）のため、薬物を投与しての分娩でした。

もともとからだが丈夫でないところに、大量の化学物質が入ることでさらに弱ってしまった私の内臓さんたち。体質に合わない食べ物とストレスで悪化する一方だった腸内環境。これでは毒素がたまるのは当然です。

その大量の毒素をどうにかしないと、からだは生きていくことができません。一か所に集めることでほかを助けよう。その、からだの究極の選択、ありがたい浄化装置がガンという存在だったのです。

そのことに気がついたとき、私はがく然としました。

ガンはけっしてゲリラじゃなかった。それどころか、ガンは今まで私を生かせてくれた恩人だったのです。

「うまく調和がとれていないから、早くバランスをとってね」という、気づきをうながす大切な大切なメッセージ――。

そもそも、健康とはバランスがとれている状態をいいます。食べ物のバランス、肉体のバランス、心のバランス、そしてからだと心の関係もとても重要です。私はからだのバランスが悪いだけでなく、心のバランス、想念の使い方もマイナス志向が過ぎて、気力不足だったことも影響したのだと思います。

だから、病気は、自分の生き方を見直す貴重なチャンス。たんに悪者とかたづけてしまったのでは、病気になった意味がありません。

「病気の意識はレベルが高い、というのはこのことを言ってたのかな」

ようやく、乳ガンになったわけが見え始めてきました。切り取ってしまえばおしまい、ではないのです。五年生存率をクリアしたなどと、ただ喜んでいては意味がないのです。遅かれ早かれ、浄化装置はまたどこかに設置されます。

ガンはそれまでの自分を省みて、自分を成長させる「育自」のために訪れた、天使だったのです。

魂の本質、生きることの意味

ガンが心とからだの浄化装置となってくれたおかげで、私はなんとか、三人の子どもたちを産むことができました。また、ガンは私に、「死」とゆっくり、真撃に向き合う時間をつくってくれました。

言葉を変えれば、死を見つめるということは、「どう生きるか」ということです。

「人はなぜ、生まれてきたのかしら。何のために生きているんだろう」

日々の忙しさにまぎれ、意識の下におし込まれていた子どものころからの疑問が、ガンという病気をきっかけにムクムクとよみがえってきました。

でも、なかなか答えは見つかりません。タチツボスミレを見て、今生かされているこのいのちを、精一杯生きよう。それが私の明日につながるのだから、と、そこまでは素直にうなずけるのです。

だけど、何のために生きているのか、ということになると、はっきりわからない自分がいるのです。

そんな私が大きく変わったきっかけが、ある一冊の本との出会いでした。経営心理学者・カウンセラーである飯田史彦さんの『生きがいの創造』です。

肉体は地球で生きるための衣服にすぎないこと。魂こそが本質で、その魂は永遠に不滅であること。魂は輪廻転生を繰り返し、何度もこの世に戻ってくること。肉体を通していろんなことを学ぶのが、今生の目的だということ。

うなずきながら一夜で読み終えて、今までの体験のなかで霧に隠れていたもやもやが晴れ、確信にも似たさわやかさと静けさが心に満ちてくるのを感じました。

「これだったんだ、私の求めていた答えは……」

死んだら無になるわけじゃない。私の魂は、これまでも何度も何度も生まれ変わってきているんだ。私が今ここに、須江孝子というひとりの女性として生きているのには、ちゃんとわけがあったんだ！

からだの深いところからうれしさが込みあげてきました。

飯田さんの本にはこんなことも書かれていました。

なぜ生まれてきたのか、何のために生きるのか。これはすべて、自分の内なる魂が決めたこと。今生のテーマを決めたのも自分。両親を決めたのも自分。今生のテーマを生きるためにはどんな親がいちばん適しているのか、ちゃんと検討して選んで生まれてくることもあるそうです。そして、その学びが終われば再び、永遠の魂に戻っていくだけ。

人間として、ひと皮もふた皮もむけた気がしました。視野が三百六十度、パアッと広がった感じです。

同時に、足立さんの「病気の意識はレベルが高い」というあの言葉を思い出していました。

「病気は〝魂の存在〟に気づくためのメッセンジャーだった」

魂の学びが足踏みしていたり、忘れてしまっていたりしたとき、潜在意識の自分が、肉体部分の自分にサインを送ってくる、それが病気だったのです。

からだと心のアンバランスに気づかせてくれるのが病気。生まれてきた本来の意味、魂の学びに気づかせてくれるのも病気。病気というサインの深い深い意味を、私はやっと理解したのです。

そして、その日は私が内なる魂、いのちの本質に目覚めた日。私の分水嶺。乳ガンの宣告を受けて以来、はじめて、死をおそれていない自分がいました。

二度目の大腸ガン、もうこわくない

乳ガンの手術を受けてから八年ちょっと。十年たてばガンから無罪放免になるとひそかに期待していた私に、再び「気づきのチャンス」が訪れてしまいました。

「ああ、やっぱり来ちゃったのね」

厳寒期の二月のある朝、トイレが真っ赤に染まるぐらい、大量の下血がありました。よく観察すると、鮮血もあればタール状のくすんだ血液も混じっています。

「これは、もしかして大腸ガン？」

不思議と心は落ちついています。自分の平静さに、自分で驚いたほど。乳ガンのときとは大違いです。

さっそく、主治医のK先生のところに飛んでいき、内科で精密検査を受けることにしました。

内視鏡が私の腸の内部を、モニター画面に映しだします。思わず、くぎづけになりました。ゴツゴツと盛りあがった岩肌のような表面。たえず、血液や粘液が流れ出ています。

「直腸から何センチぐらいの位置かしら。手術したら人工肛門になるのかな」

現実を現実のままに受けとめている私がいます。

でも、検査はつらい。ヒーヒー悲鳴をあげてしまうほど痛いので、早く終わってくれないかしらと思っていたのですが、

「しっかり、上のほうも診るから、もう少し我慢して」

と、K先生。

結果はやはり、大腸ガンでした。それも、腸の半周以上がガンに侵され、大腸のいちばん外側の膜、ショウ膜にまで達していた進行性の結腸ガンです。

ガン細胞が盛りあがり、腸の内側を狭めているので腸閉塞も起こしかねません。

これほど大きくなってしまったガン。食養生だけで治す自信は私にはないなあ。や

はり手術を受けようと、先生におまかせすることにしました。

三週間後には、手術のために入院です。

ただ、これだけは、と心に決めていたことがありました。手術後の抗ガン剤治療は受けない、ということです。

乳ガンのときにもお世話になったK先生は、化学療法の専門家。その先生に、自分の気持ちを手紙にたくしました。

「化学療法ですべてのガン細胞が消えるならまだしも、そのなかの数パーセントのガン細胞をたたくために、自分のからだのなかを戦場にはしたくありません。正常な細胞がどれほどダメージを受けるか、その損失のほうが私にはおそろしいのです。この選択は自分の意志ですので、もし補助療法をカットしたために死期が早まったとしても、それは自分の責任です。先生にはご迷惑はおかけしませんので、どうぞ、手術だけお願いします」

私の固い決意が伝わったのでしょう。先生は快く同意してくれました。

薬剤師の妹にあとから、

「よくOKしてもらえたわね。先生にしてみれば、ご自分の専門分野にケチをつけられたようなもの。治療と手術は両輪でしょう？　だったら手術もお断りと言われるのが普通。感謝しなくてはね」と言われました。

いつも柔和な表情で、どんな患者さんにも態度を変えることなく、親切に接しておられるK先生。だからこそ、私は安心して自分のいのちをあずけられたのです。

思えば、乳ガンのときは遺書まで書いたのに、今度はすべておまかせ。「ちゃんと、ガンの部分だけ取ってもらえれば、あとは大丈夫」という確信にも似た思いがありました。

二月二十二日、手術前夜。患者の気持ちを落ちつかせるために睡眠薬が出ることになっていましたが、私は飲みませんでした。「必ず治る」と信じていたので、薬の力を借りなくても、ぐっすり眠ることができたのです。

手術は予定より二時間ものびて終わりました。S字結腸を中心に大腸を四十センチも切除したうえ、あやしいところがもう一か所あったので、それを取り除くのに時間がかかったのだそうです。

家族は待合室で待機していたのに、小学校四年生の次男は「お母さんに呼ばれたよ」

と、ひとり手術室の前でいつまでも待っていたと聞かされ、乳ガンのときはまだ二歳だったのに、と熱いものが込みあげてきました。

「こんな大きな病気になってしまって、ごめんね。でも、今度は大丈夫だから」

前回は、この子を残して死ぬわけにはいかないと思いつめていた私ですが、今度は気持ちに余裕がありました。

そして、この病気を癒すために、何がベストか真剣に考えてみようと思ったのです。

手術から八日目、腹部のドレーン（誘導管）を抜管。浸出液でお腹がビシャビシャになり、気持ちが悪くてたまりません。点滴も三本目、量が千ＣＣを超えたあたりから、腎臓が悲鳴をあげだします。

「少し休ませてくれないかなあ。もう疲れたよ。むち打って働かされているようで……。早くオシッコしてきてよ、早く、早く！」

こんなふうに、からだの声が聞こえてきます。からだもすっかり冷えきって、足はまるで氷のよう。湯たんぽが手放せない状態でした。

術後三日目、腸閉塞状態となり、壮絶な痛み。もちろん絶食です。九日目以後には五分粥が食べられるまでに回復しましたが、これ以上入院していても化学療法を受けるわけでなし、それなら入院待ちしているほかの患者さんのためにも、と退院しました。

今度は自分のからだにじっくり向き合い、からだがほんとうに望む方法で、ゆっくり療養しようと思ったのです。

からだにやさしいお手当てが好き

からだの調子はけっしてよくありません。大腸を四十センチも切り取る大手術をして、まだ二十日もたっていないのです。当然のことです。

でも、つらい検査や化学療法はもう受けない。からだに心地よいお手当てしかやらないと決めていた私は、帰宅後、すぐに、友人が教えてくれた抗酸化療法を取り入れている病院に電話をかけ始めました。

リストは北は北海道から南は九州まで、全国に散らばっています。そのなかから、これと思うところを当たってみました。

一件目、ちょっと違うかな？　二件目、ここも何か違う。そして三件目。

電話口の向こうで先生が、「そんなに遠くから、かけられているのですか？」と驚いていています。私がこれこれしかじかと事情を説明すると、丁寧に説明をしてくれました。

病気は酸化が原因だから、からだの酸化を取り除いたり、酸化を防ぐことが第一。手当てには化学薬品は使わず、食べ物の力を借りて行なうこと、食事は玄米菜食が基本で、無農薬の食材を使っている等々。私の模索していた治療法や養生法の方向性に、ピタッと合うようです。

「ここにしよう」

直感で動く私はすぐに決めて、その場で入院の予約を入れました。

三日後にはもう、愛知県の海沿いにあるその病院「K医院」に向かっていました。東北の自宅からは七百キロも離れているけど、そんなことはちっとも気になりません。

時は三月の半ば。名古屋空港に降り立ったとたん、宮城とは違って春の息吹が満開です。空港の外に出るまで三回も休まなくてはならないほど体力がなくなっていましたが、心は軽やかで明るいのです。菜の花、水仙と、春の花のお出迎えに気をよくして、明日からの新しい体験に胸は弾んでいました。

Ｋ医院はこぢんまりとした、家庭的な病院でした。

朝は、まかないのおばさんがまな板をトントンたたく音で目が覚めます。おばあちゃんがおみそ汁の具を刻む音を寝床で夢うつつに聞いていた、幼い子どものころを懐かしく思い出しました。

さあ、あたたかい気持ちでの朝のスタートです。

ところが、玄米ご飯がのどを通りません。それまで食べたことのなかった茶色い玄米。五分粥を食べていた病気の身には、あまりにも固すぎます。圧力鍋の、おもりがピーピー回る音と一緒に漂ってくる玄米特有の香りも、そのときの私にはむかつくようなイヤな匂いにしか思えません。

正直、毎日の食事がゆううつでした。玄米ご飯の主食に、大根、ニンジン、ゴボウ、白菜、レンコン、玉ネギ、ごまみそ、ワカメやヒジキの海藻類と、ほんの十数種類でつくるおかずが少しだけ。先生に、

「どうしても玄米ご飯が食べられません」と訴えました。

「ガンの患者さんはとくに、玄米が食べにくいという方が多いですね。でも、これは食事療法ですから、よくかんで食べてください」とだけしか言ってくれません。

極陰性の体質になっていた私のからだには、玄米はあまりにも陽性すぎて受け入れがたかったのだと思います。

正直いって、今でも玄米ご飯が大好きとは言えません。いのちがかかっていましたので努力はしましたが、食いしん坊の私にはつらい食養生でした。

そんなこんなで食事には苦労するし、お手当ても自分でやらなくてはいけませんので、大忙し。ただ寝てればよいだけの病院とは大違いです。

まずはショウガ湿布から。ショウガの絞り汁を入れたお湯にタオルをひたして絞り、患部に当てること三十分。タオルが冷めたらまた湯に入れて絞ってと、つねにタオルを適温に保たなくてはなりません。血行をうながし、とどこおっている血液を循環させ、毒素を動きやすくさせるのが目的です。

次が里芋パスターです。里芋をすりおろしてガーゼに塗りのばしたパスターを患部に貼り、待つこと四時間。里芋にたくさん含まれるカリウム（陰性）の力で酸性（悪い陽性）の毒素を吸い出す効果があるお手当てです。

これを朝夕二回から三回、行なうのです。ショウガをすったり里芋をすりおろしたりするだけでも一時間はたっぷりかかりますので、一日のほとんどがお手当てで終了。

夜は疲れ果てて、バタン・キューと寝入ってしまう毎日でした。

いかに、それまでの自分が、「あなたまかせ」の治療しか受けてこなかったかを思い知らされました。

結局、K医院には五十日ほど入院。帰るころには湿布もだいぶ手際よくできるようになり、あれほど苦手だった玄米ご飯も食べられるようになっていました。

自宅にもどってからも、関心事はやはり自然療法です。気功、呼吸法、温熱療法、光線療法、からだのゆがみをとる操体法《そうたい》、草花の力を借りるアロマテラピー、そして瞑想。いろんなものを試しましたが、どれもが化学療法とは違い、からだが喜んでいるのがわかります。

あるとき、「お手当て」という言葉が、ふんわり、やさしい響きをもつのに気づきました。みなさんも試しに、「治療」と「お手当て」、声に出して言ってみてください。「治療」は直線的、「お手当て」は曲線的に響きませんか？

治療ほど即効性は期待できませんが、お手当てには、やさしく穏やかに、薄皮をはぐように悪いところを癒していく力があります。自然のスピードに合わせた治り方、治し方です。

Ｋ医院で教えてもらったショウガ湿布や里芋パスターも、昔の人が経験的に知っていた民間のお手当て療法です。

ガン治療のなかで、最初は化学療法を選択し、途中からは曲線的なお手当てに軌道修正した私。前提条件は、笑顔でできることです。

ありのままの自分を受けとめようとするやさしい気持ちで自分のからだに感謝し、細胞さんひとつひとつの働きで今が存在していることに意識を向けていくと、笑顔でできるお手当てこそが自然だと思うようになったのです。そして、少しずつ元気になっていく自分に気づき始めると、自分で治そうとする気力がお手伝いしてあと押ししてくれます。

「ありがとう、とってもいい気持ち」とからだが自然体で喜んでくれる――。治療とは本来、ベースにこの快い癒しと自然の流れが必要なのではないでしょうか。

第2章

想いと現実は合わせ鏡

Chapter 2

「心配」という名の黒雲がもたらすもの

幼いころから、私はよく、原因不明の熱を出す子どもでした。

具合が悪くなると「おばあちゃん、病院に行ってくる」と、進んでかかりつけの先生のところに行きます。

「ひとりできたの？　えらいねえ」と、先生はブドウ糖のアンプルを飲ませてくれたこともありました。そしてお尻にペニシリン注射を打たれ、看護師さんに「おりこうさんにして寝ているのよ」と送り出されるのです。

こんなことが決まって、月に一、二度はありました。

夕方、教師をしている母が学校から帰ってきて、

「また熱がでたの？　やっぱり、また……」と眉をひそめてつぶやきます。

冬になれば必ず、どこかから風邪をもらってきました。その風邪がまたひどくて、高熱は出るし、関節や頭も痛くてたまりません。あまりの苦しさに、夜、うなされて目が覚めるほどでした。

十歳のときには肺門リンパ腺炎、十六歳のころは房室ブロックがあり、少し疲れるとすぐ貧血を起こしていました。いのちにかかわるような大病こそしませんでしたが、中学、高校と、病弱な体質はそのままです。

思春期特有の心のアンバランスも手伝って、「なんで私は生きているのかしら。生きていることに何の意味があるのだろう」と思いつめたこともしばしばでした。

看護学校に通うころには気の持ちようは明るくなりましたが、突然、接触性じんましんになったり、頭痛と生理痛にいたってはひどくなる一方です。

いつもバッグのなかには鎮痛剤を常備して、かたときも手放せません。とくに偏頭痛が激しく、こんなに痛むのでは、頭がどうにかなってしまうのではないだろうか、と不安に思うこともしょっちゅうでした。

振り返ってみれば子どものころ、よく熱を出す私を心配して、

「そんなことをしたら風邪をひくでしょ」「お腹を壊すから食べちゃダメ」「あれもダメ、これもダメ……」と、母から口うるさく、注意ばかりされていた記憶があります。

じつは私が生まれる五年ほど前、当時五歳だった兄が原因不明の激しい下痢に襲われ、一夜にして亡くなったという悲しいできごとがありました。母の落胆ぶりはすご

かったようです。

そのときの恐怖が、母を、人一倍、心配性にしたのでしょう。

母はたえず、「風邪をひかなければよいが」「怪我などしないように」「また熱を出すんじゃないかしら」と、私のことを気に病んでいました。

母の頭のなかには、風邪をひいて苦しんでいる私の姿、熱を出してうわごとをいっている私の姿、怪我をして痛がっている私の姿が、鮮明にイメージされていたのだと思います。

私が病気になる前から、あれもこれもと心配の先取りをしていた母。真っ黒で簡単には落とせないコールタールのような不安感にとりつかれていた母。

心配という名の黒雲が、べったりと子ども時代の私をおおいつくしていたのです。

母をあまり好きだと思えなかったのは、そんな重苦しさから本能的に逃れたかったのかもしれません。


想いは形となって現われます。「念」というエネルギーの力の大きさを、私たちは普段、意識していません。

たとえば、「心が肉体を支配する」ことは、世界中の科学者や哲学者によって立証、実証されています。

こんな実験結果がありました。

コートを着た人にある部屋に入ってもらい、クーラーをガンガンに効かせると同時に「あなたは今、灼熱のサハラ砂漠にいる」と催眠術をかけたそうです。暗示にかかったその人は「暑くてたまらない」と言ってコートを脱ぎ、汗までかいたといいます。

重い病のため、あと半年しか生きられないと宣告された女性が、手術も何もしないで元気になった奇跡的なケースもあります。

主治医は、「診断は間違いで、最近発見されたこの薬を飲めば必ず治る」と信じ込ませることに成功しました。そして彼女は喜んで薬を飲み始めました。すると、六日後に痛みはとまり、なんと二週間後には完全に消えてしまったそうです。もちろん、その薬は気休め程度のしろもので、新薬でもなんでもありません。

治ると断言した主治医への信頼感と、治ると信じた彼女の信念の強さが病を克服したと言われています。

強く想えば、現実はその方向にむかって進む。強い想いを受け取れば、そのとおりに現実化させてしまう。これが「心の法則」です。

私がいつも熱を出していたのは、母の心配にこたえて、母の心配どおりに具合が悪くなっていたのではないでしょうか。

「今月は、熱が出なくて不思議だね」という母の言葉の裏には、「熱が出ないなんておかしい」という思いがあったはずです。一度、高熱から引きつけを起こしたこともあって、それ以来、熱が出るたびに、「また、引きつけるのでは」と、やきもきしていたそうです。

どんどん悪いことをイメージして、それが巨大な黒雲になるまで膨らませてしまうのが、母の想いのパターン。その母のマイナスの想いのままに、コールタールのような重苦しい帽子をかぶらされていた私。

私のことを思い、心配してくれた母には悪いのですが、いつも頭が割れそうに痛かったのは、そのせいではないかしら。

「心配」は、破壊のエネルギーを生み出してしまうのです。悪いイメージを描き、そこに焦点をあてて意識を集中するのが「心配」です。そのとおりになりはしないかと、最悪の場面を想像するのが「心配」です。

逆に、よいイメージを描いて心配する人はいません。

心配は、目に見えない殺人行為にもつながるほどのマイナスエネルギーです。

それに気がついたとき、自分も今まで、どれほど悪い想念をばらまいていたことかと、がく然としました。家族がかわいければかわいいほど、その人が大事な人であればあるほど、心配という破壊のエネルギーをより強く、送っていたことになるからです。

私がガンになったのも、いらぬ心配を次から次へとしてしまう、母とそっくりの想い方のパターンにはまっていたからかもしれません。

相手への気づかいが、自分への想いが、逆の結果を招いてしまうとしたら……。そんな悲しいことはないですよね。

想いそのものは、大きな大きなエネルギーの塊です。プラスに発想すれば大きな愛のエネルギーとなり、マイナスに発想すれば巨大な破壊のエネルギーとなってしまいます。

だからこそ、大切な人への想いは、心配という暗闇のイメージではなく、明るく輝く光のイメージであってほしいのです。よりよい方向に進むことを願い、よりよくなっている姿を想像し、その想いを送ってほしいのです。

もし、ご家族やお友だちが病気だったりトラブルに巻き込まれているとしたら、その人が元気な姿をイメージして、頭のてっぺんから爪先まで光輝いているというイメージを送ってあげてみてはどうでしょう。

私は日常生活のなかで、こんな会話から変えてみました。

家族の誰かが外出するとき、「気をつけてね」の代わりに「楽しんできてね」と言うのです。

「気をつけて」には「何か危ないことがあるかもしれない」というマイナスのイメージが隠されていますが、「楽しんできて」には、明るいイメージがあふれています。

心配性が抜けきらない母に電話をするときは、開口一番、「お母さん、私、すごく元気よ」とつとめて明るく言うことにしています。母もそれで、少しはホッとしている気がします。

ちょっとしたことですが、案外、そんなところから、想い方のパターンがプラス志向に変わっていくのではないかと思うのです。

「ねばならぬ」を手放そう

想いが現実に影響する――。ガンは私に、からだのバランスはもちろん、心のバランス、想いのバランスがとれてないことを教えてくれた、ほんとうにありがたい存在です。

「もう疲れたよ」とからだが疲労信号をだしているのに、「これだけはやってしまわなくては」と肉体を酷使し、心身の疲労が大きければ大きいほど、満足感が増すような気になっていました。

でも実際は、目の前のさほど重要でもないことに振り回され、忙しい、忙しいと、文字どおり、私は心を亡くしていたのです。

結婚直後は東北大学医学部の附属病院、長町病院に勤務していました。家庭と仕事を両立させるのは大変でしたが、助産師の仕事は私が選んだ仕事です。それなりにやりがいもあり、忙しいなかにも充足感がありました。

三十三歳になったとき、「子どもが大きくなるまでは家にいてほしい。ベビーショップならできるだろう」と、夫に言われました。私には全然、興味も関心もない分野です。

ごり押しのような形で話がまとまり、慣れない商売の道に私は足を踏み入れました。たった四万人足らずの小さな町に、すでにベビーショップが三店舗、ベビー用品も取り扱っている総合衣料店が十店舗。そのなかに新規参入するわけですから、大変です。

取り扱い商品を三歳までとし、手さぐりの状態で店はスタートしました。

旧家の旦那衆に「そんな絞り込みで成功するわけがない」と言われながらも、負けず嫌いの性格も手伝って、ない知恵を絞ってアイディアを練りました。

素人の発想が逆に新鮮だったのでしょう。売りあげは順調にのび、シェアも拡大していきました。

その代わり、私の心はすっかり競争原理におどらされていました。売りあげに一喜一憂する毎日。その戦いの日々が果てしなく続くのです。

おまけに、三人の子どもの世話、六人家族の家事と、からだはいくつあっても足りません。心に余裕のなくなった私は、夫の母と小さなトラブルを繰り返すようになっていました。

夫に話を聞いてもらおうとしても、「そんな、とるに足らないこと」と、とりあってくれません。まるで相手にされないことがむなしいのです。

身も心もボロボロの毎日。自分だけが大変という思いがつのっていました。そしてとうとう、私は四十二歳で乳ガンになってしまったのです。想いのしこりを山のようにためて……。

そのガン治しの過程で、私の心ははじめて、死と真摯に向き合いました。

生きることの本質に思いを巡らせるなかで、あるとき、想いが現実を引き起こすという「心の法則」を知ります。

大腸ガンの手術を受けた五十一歳のころには、自分の想いと自分の人生が想像以上に重なっていることに気がつき始めていました。そして、自分のほんとうの心のままに生きてきたかな、と振り返ったとき、そうではなかった自分がいたのです。

たえず「ねばならぬ」という強迫観念が私の心を占領していました。

親だから、妻だから、嫁だから。良妻賢母、優等生お母さん、店も開いたからには成功させねば……。

でも、一所懸命やればやるほど、すてきな理想像に近づけようとすればするほど、心は砂漠のようにひからびていきました。お店にしても、こんなの私がやりたい仕事じゃない、という思いがずっと、ひっかかっていたのです。

表面を取り繕い、義務感と建前だけで毎日が過ぎてゆきます。当然、ちっとも楽しくありません。お客さまに対しても失礼です。

乳ガンになった当初、私の人生って何だったの？　家族のために奴隷のように働いてきただけじゃないと、家族を恨んだ私。だけど、その生き方を選んだのは、まさに自分にほかなりません。

そんな「ねばならぬ」にがんじがらめにされて、つらいでしょ？　でも、誰がそうしたの？　自分自身がやったんだよ――。

手かせ、足かせをはめていたのは、ほかでもない、この自分だったと気づいたとき、「ねばならぬ」の呪縛が解けました。

そして、わかったのです。タチツボスミレがあんなにきれいに見えたのは、努力や我慢の結果ではなくて、いのちを精一杯出し切っていたからだと――。

これからは、自分が快いと思う方向で、自分らしく生きようと決意しました。

悪妻愚母で結構。

「私が、私が」と気負っても、実際のところは、さほどのことができるわけでもありません。そう思ったら、スーッと気持ちが楽になりました。からだも羽がはえたように軽く感じられます。

「自分の自由時間がほしい。お店ももう私はおりたい」

夫にそう宣言したら、「好きなようにしたらいい」という返事がかえってきました。

問題はまだ小学校六年生の次男です。おそるおそる、

「ねえ、お母さんにお休みくれない？」と聞くと、

「いいよ、お母さんが元気になるんだったら、いっぱいあげる」

と、ニコニコして言います。思わず、うれし涙がポロリ。

大腸ガンの手術から一年半、乳ガンの手術から数えると、なんと九年もかかって、私は私の「ねばならぬ」から解き放たれたのでした。

私の人生は自分が決める。

今の瞬間の積み重ねが私の人生を形づくり、今の心のありようが次の瞬間の私の未

来につながっていくわけですから、あるのは「今」だけです。

だからこそ、今を精一杯、大切に生きたい。一般常識に縛られたり、ほかの誰かに合わせた生き方をするのではなく、自分の価値観で判断し、自分の心に素直に向き合う生き方を選ぼう。

その日から、私の自分探しの旅が始まったのです。

からだの六十兆の細胞に感謝

自分を探すためには、まず、自分を知らなくてはなりません。

私は生きているのではなく、生かされて生きている。ガンという病気は私に、いかに健康な肉体がありがたいものかということ、そしていのちというものが自分の力を超えたところで動かされていることを教えてくれました。

ですから、何はなくとも自分のからだ、肉体があることに感謝です。

からだには六十兆もの細胞があるそうです。

からだが動くということは、その膨大な数の細胞が、私の肉体を生かすというひとつの目的のために働いてくれている証拠です。どれをとっても、「私が」「僕が」と自己主張する細胞はありません。

どこかで部品が足りなくなったり故障が起きれば、「私が行きましょう」と、細胞は七変化《しちへんげ》してかけつけます。絶体絶命の材料不足状態にでも陥らない限り、精一杯の修復努力を細胞はしてくれているのです。

そんな細胞のひとつひとつに「ありがとう」を言いたい。

六十兆全部に言うとしたら、百歳まで生きたとしても、一日約十七億回！　たった一度のありがとうすら言えないのです。みなさん、ありがとうと念じるだけです。

内臓もフル稼働してくれています。

「肝腎かなめ」という言葉がありますが、内臓のなかでもとくに肝臓と腎臓は重要な働きをしています。からだを有害なものから守ってくれる、とりでなのです。

食べたものは腸から血液に吸収され、全身に配られますが、その前にいったん、肝臓で処理・仕分けがなされます。このとき肝臓は、私たちが無事に生きていけるよう、からだに悪い物質の解毒をしてくれるのです。食べ物や飲み水に含まれる化学物質、薬の化学物質、アルコール、過剰な動物性タンパク質ｅｔｃ、ありとあらゆる毒素が肝臓で処理されます。解毒しても解毒しても次々と押し寄せる廃棄物に、肝臓は黙々と、年中無休の二十四時間体制でのぞんでいます。

腎臓は、血液からいらなくなった老廃物を濾過し、余分な水分とともに尿として排泄してくれる器官です。毎日百八十リットル、ドラム缶一本分もの体液が腎臓を通り抜け、その浄化・再生に活躍してくれています。生きている限り、腎臓はその仕事を遂行するのです。

なんとも、いとおしいではありませんか。

からだにはまた、からだを正常に保とうとする機能がたくさん備わっています。

たとえば、食べたものが傷んでいたり、有害なものが混じっていたとき、吐いたり下痢をしたりしますよね。

これは、からだが早く、要らないものを外に出そうとしているのです。

熱が出るのも、からだのなかでアンバランスを引き起こしているウイルスを退治するためです。

せっかくからだがセンサーを働かせ、バランスを取り戻そうと一所懸命に働いてくれているのに、私たちは様子をみることもせず、すぐに解熱剤や整腸剤で症状をおさえてしまいがちです。

からだが何を教えてくれているのか、その症状は何のサインなのか。からだの声を聞き、からだと相談して、からだがしてほしいことをお手伝いしたいものです。

いい気になって食べすぎたとき、胃がもたれますよね。

「また？　いい加減にしてちょうだい」と胃が叫んでいます。

「あー、またやっちゃった。ごめんなさい」と、次の食事を控えます。

寝不足が続いたり、疲れがたまってくると、肝臓がズシーン。

「オレの存在を忘れたのかよ？　少し、休ませてくれ」

と言わんばかりに、右脇腹の肋骨の下あたりが重苦しくなるのです。

「あら、ごめんなさい。これからあなたの大好きなパワーをプレゼントするね」

お気に入りの可視光線治療器で、熱エネルギーをたっぷり補給。これで肝臓は、息を吹き返したように軽くなります。

こんなふうに、からだとやりとりすることで、私は私のからだとグングン仲良しになれました。

大腸ガンの手術のあとで、定期便の「大きな便り」が久しぶりに届いたとき、

「私の腸はチョン切られたのに、ちゃんとつながっている！」

とってもありがたいと感謝の涙がこぼれました。

主治医の先生が上手に腸を縫合してくれました。でも、それを水ももれないようにくっつけたのは、ひとつひとつの細胞さん。自然治癒力という生命力が治したのです。その力がなければ、どんな名医が手術をしても、縫合不全といって傷は治らずに開いたままになってしまいます。

主治医の先生にまず、ありがとう。細胞さんにありがとう。そして大腸さん、四十センチも切り取ったのに、怒ることもなく現役復帰してくれてありがとう。どんなに科学が進歩しようとも、人間はウンチひとつだってつくることができないのですから……。

以来、トイレにいくたびに、ウンチに感謝です。そして、

「今日は水に沈んだから食べたものがよくなかったかなぁ」

「今日のは浮いたから上等だね」

などと、からだに話しかけています。

ひとことの文句も言わずに年中無休で働き続け、現在まで私を生かせてくれている私のからだ。どんな精巧なコンピューターにもできない奇跡のような働きをして、私のからだを維持管理してくれている私の肉体。

一日が終わり、床につくとき、

「今日もありがとう。つつがなく過ごさせていただきました」

合掌し、お礼を言ってから眠りにつきます。

朝、目が覚めたら、

「今朝もまた、覚めて目も見え手も動く、あなありがたし、今日のいのちよ」

こんな気持ちで一日が始まります。だって、毎朝、目が覚める保障はどこにもないのですから……。

肉体という地球服を見えない力で動かしてくれている私のからだ、そしてその司令塔である私の魂。それぞれに想いをはせて祈るとき、涙があふれてきます。こんなときは、ほんとうに素直な気持ちになれるのです。

そして、感謝の波動はからだにちゃんと伝わります。六十兆の細胞ひとつひとつが、イキイキと動きだし、血液はきれいになり、免疫力もアップします。

反対に、ネガティブな波動は、からだからエネルギーを奪いとってしまいます。病気になったときは、自分のからだ、地球服を酷使していなかったかどうかを反省し、想いのエネルギーの無駄づかいをしていなかったかどうかも振り返ってみることです。想いの収支を赤字にするマイナス思考は、破壊のパワーを生んでしまいます。

一方で、感謝の心は「再生、復活」の愛の波動です。

これは宇宙の大いなる力、自然の摂理の波動と同じものです。宇宙に同調することで、宇宙のリズムが応援してくれます。

宇宙のエネルギーは無限大。心の想いが無限大のパワーにつながり、すべてのカギを握っています。想念を限りなくポジティブな方向に使えば、さまざまなことが可能になってくるのです。

まずは自分が変わること

からだの声を聞き、からだに愛と感謝の想いを送ることで、自分のからだが変わっていくことを私は実感しました。

では、心はどうでしょう。

自分が今まで、無意識のうちに積み重ねてつくりあげてきた想い方のくせ。ついものごとを悲観的に考えたり、誰も何もしてくれない、自分のことをわかってくれない、どうせ私なんか、とひがんだり……。

義母に腹が立ったのは、自分のひそかな期待や欲望に、義母がこたえてくれなかったからです。

夫にがっかりしたのは、私の話をきちんと聞いてくれなかったからです。

でも、考えてみれば、全部、自分の都合。自己中心的な私がそこにいました。そもそも、他人が自分の思いどおりになるはずがありません。

「私はこんなに忙しいんだから、おばあちゃんが子どもたちの面倒を見てくれないかな」

という期待の裏側には、義母がやって当然、という傲慢な気持ちがあります。

「ああしてほしい、こうしてほしい」と思う私の欲望が「裏切られてがっかり」という私の心をつくり出していたのです。

不平不満をこぼす前に、その不平不満をつくり出している自分自身が変わればよいと感じました。

やってもらって当然、と思いがちな心のパターンを変えよう。相手に知らず知らずのうちに期待する気持ちをなくそう。

これはなかなか難しく、心がけてはいても、気がつくとまた、前と同じような想い方のパターンにはまっている自分がいます。

でも、そこでくじけてしまったら、結局、つらいのは自分です。

一歩、一歩、自分の心を見つめ直す毎日です。

義母に、そこにいてもらうだけでありがたいと思うようにしました。不思議と、気持ちが楽になります。何かしてくれたら、してくれたその気持ちに、さらに感謝です。

「お母さん、ありがとう」と、そのつど、声に出してお礼を言います。

すると、どうでしょう。素直に感謝の念がわいてきて、こんなに私は大事にしてもらっていたんだ、と胸が熱くなりました。

三人の子どもたちには、「ああしなさい、こうしなさい」と言う前に、なぜそう思うのか、何を考えているのか、子どもの意見を聞くように心がけました。

「私が小さいときはとてもうるさいお母さんだったけど、あるときから意見を尊重してくれるようになった。私を信じて認めてくれた、そのことがうれしかったよ」

大きくなってから、娘がそんなふうに話してくれました。

「私の話など、何も聞いてくれない。会話がない」と思っていた夫に対しても、そういえば私がガンの手術のあと自暴自棄になっていたとき、何も言わず、変わらぬ態度で接してくれていたなあと、夫なりの無言の応援だったことがわかってきました。

いずれにしても、私というわがままな人間に、夫はいつも辛抱強くつきあってくれていたのです。

何もしてもらえない、私だけが大変と、勝手に思い込んでいた自分。

そして、生かされているあかしの「息」という愛を吸っているのに、不調和を吐き出してアンバランスをつくりだしていたのは私でした。

宇宙の愛をいただいて吸っているのですから、愛の言葉を吐けば、世のなかは自然と愛で包まれていくのです。

自分の心に、愛と感謝を育むこと。そうすれば、自分が変わります。自分が変わることで、はじめて相手に対する見方が変わり、相手の心を動かすこともできるのではないでしょうか。

舩井幸雄さんの言葉から、自分の行動指針にしようと、次の言葉を壁に貼りました。

1　自慢しない。謙虚である。
2　否定しない。欠点を指摘しない。悪口を言わない。
3　自他を同じようにみることができ、行動できる。
4　周りを明るくさせ、楽しくさせる。
5　つねにあらゆるものから学んでいる。
6　不要なことはしない。
7　シンプルである。
8　質素である。

9　与え好きである。
10　良心にしたがい、生きている。

言うのは簡単ですが、実行はなかなか難しいもの。でも、こういう人になりたいと、いつも念じながら生きています。

見える世界、見えない世界

私たちはふだん、見えるものだけに目を奪われ、見えないものの存在を忘れています。見えるものには価値を見いだしますが、見えないものは無視するか、または軽視していませんか？

だけどこの世は、目に見えるものと見えないものの両方で構成されています。

たとえば、私たちの肉体はさわって確かめることができますが、心のありかは見ることもさわることもできません。

だからといって、心の存在を疑う人は誰もいないはずです。

目に見える現象、具体的な事柄が起こる前には、必ず、見えないエネルギーの動きや想念が働いています。

潮の満ち引きは、地球の引力が引き起こす現象です。明かりが灯るのも、電気という目に見えないエネルギーが存在するからです。

動力飛行機を発明したライト兄弟は、空飛ぶ鳥を見て、鳥のように飛んでみたいと強く願っていました。想いの世界にどっぷり浸り、本気になって想像を膨らませていった結果、目に見えるものが形づくられていったのです。

そう考えると、見える世界、現実はあくまでも結果にすぎません。ものごとの本質は、見えない世界にこそあるのではないでしょうか。

子どもも、親の想いが日々、積み重なって、育っていく――。そんなふうに思ったら、何かすごい真理を発見したような気がして、心がルンルンしてきました。

生きるということも、「今、ここに自分がいること」が生きていることそのものなのですが、今の自分になる前に、たくさんたくさん、見えない想いがあって、それが今の「生きている」という状態をつくっているわけです。

ガンになって死と向き合ったとき、私は、目に見える肉体は、今生、地球で生きるための衣服にすぎないこと、人の本質は魂にあることを学びました。

見える世界の裏側には、必ず見えない世界が合わせ鏡のように存在することを知ったとき、私の世界観は限りなく広がったのです。

見える世界、イコール、結果にばかり気をとられていたころの自分は、とてもきゅうくつに生きていました。それが、見えない世界を知ったとたん、人生が素晴らしいものに輝きだしました。

ものごとの本質がおもしろいように見えてきます。この世の仕組みや人生の謎も、どんどん解けてきました。そして、ちっぽけな私でも、私の想いには限りない可能性が秘められていて、とてつもなく広大なことに、うれしくなったのです。

私の想い次第で、さまざまに現実が変わり得る。想いが形となり、それが波動になって世界中に飛び火した「百匹目の猿現象」の話はご存じでしょうか。船井幸雄さんの本から、かいつまんでご紹介してみます。

あるとき、若いメス猿が芋を洗って食べ始めました。最初は一匹だけですが、そこに芋洗いという「形の場」ができます。場の力は、ほかの猿たちが芋洗いを真似ることで強まっていきます。その力がある一点まで高まったとき、形は波動となって世界中に伝わり、世界のあちこちで猿が芋を洗い始めるという共鳴現象をもたらしたのです――。（船井幸雄『百匹目の猿』を参照）

「そんな、バカな。きっと、何かの偶然」と、思われる方もあるでしょう。

でも、この「形の場」の形成が共鳴作用を引き起こすことは物理学上でも実証されていて、人間の心や社会構成にも同じことが起こるのだそうです。しかも、その共鳴作用は、時空を超えて働くというのです。

だとしたら、誰かがよい想いを形にすることで、あるいは、昔あった素晴らしい思考や社会を再現することで、その想いやフィールドが、こだまのように共鳴し、波動となって全世界に広まっていくことになります。

今、自然や生態系がどんどん破壊され、地球は瀕死の状態です。誰かが一匹目の猿になって蘇生技術を提供し、それを実践する人の輪が広がっていけば、ある時点で世界的な動きに飛躍することも夢ではないのです。

そんな一匹目の猿になる人がどんどん増えていけば、地球の未来は大丈夫。

少なくとも、「地球はもうダメ」と決めつけたり、「いったいどうやって、回復させるのか」と批判したところで、何の解決にもなりません。よい想念、プラスの発想を地球に送り続ければ、きっと何かが変わると思うのです。

ほんの小さな例なのですが、私の波動がすぐに伝わって驚いたことがありました。

仙台に行く急用があって、高速道路で車を飛ばしていたときのことです。走行車線を走っていた私のすぐ前に、大型トラックが急に入り込んできました。「危ないこと、まったく。なんでこんな運転をするのだろう」と不愉快になり、急ブレーキを踏み、車線変更をして追い越しをかけたのです。

それからが、さあ大変。高速道路の白石 - 仙台間はカーブや坂道が多く、スピードは常時八十キロに制限されているのに、二、三台先の走行車線に入った私を追いかけて、トラックが再度、追い越し車線から私のあとにぴったりとくっつき、ギリギリの車間距離で私のあとを離れません。「すごい執念！　さすがプロ！　私にはこんな芸当はできないなぁ」と、半ばあきれ、半ば感心しているうちに、トラックは南仙台で降りていきました。

割り込まれたとき、「危ないなぁ」と私が離れればよかったのに、「何よ、失礼なトラック」と思った瞬間、私の鋭い心の矢が放たれたのです。心の矢は悪いことならなお、敏感に相手の心を射るのでしょう。その波動はまるで、太鼓を打ったその音が別の太鼓に共鳴してしまったときのように、心の写し鏡となったのです。

悪い波動は出した以上のものが自分にはねかえってくるのです。手にとるように心のキャッチボールをしてくれた見ず知らずの運転手さん、この気づきをありがとう。

それから間もなく、自宅から三百キロ南にある埼玉県大宮まで、実家の母を迎えにいく機会がありました。

今度はよいキャッチボールをしてみようと、スピードを出しすぎている車に「お先にどうぞ！」とやさしくつぶやきます。すると、どの車も走りがゆっくりになり、追い越し車線から走行車線に入るのです。

まさか、私の言葉が聞こえているはずはないし、でも、よい波動は間違いなく伝わっている――。

想いと現実が見えない糸でしっかりつながっていることを、しみじみ感じた日でした。

第３章

生命の神秘、お産の不思議

Chapter 3

もう一度、助産師に

自分は何のために生まれてきたんだろう。自分の今生でのお役目は？　内なる自分を見つめ、見えない世界の扉をあけて、魂の存在に目覚めた私。からだが自分の力ではなく、神業ともいうべき大いなる力と意思によって動かされ、生かされていることに気づいた私は、自分が助産師だったことを思い出しました。

神秘と不思議がいっぱいつまったいのちの、まさに誕生の瞬間に立ち会えるのが助産師という仕事です。

「〝いのち〟がどういうものか、もっともっと知りたい」

魂の声が聞こえてきたような気がしました。

思えば、看護の道に進もうと決めたのは、ほんの小さな子どものころです。

よく熱をだして通っていた病院。そこでしてもらう注射が、看護師さんによって痛かったり、痛くなかったり、人によって全然違うのです。痛くない看護師さんのときは、いつも痛くありません。同じ注射なのに、どうしてだろう？

「痛い看護師さんはイヤだなあ。私が大きくなったら看護師になって、絶対、痛くない注射をしてあげるんだ」

単純なようですが、そのとき、心からそう思ったのです。

「痛くない治療」というのはそのあともずっと、私の心のなかに願望として残りました。というのも、小中高と、ずっと病気と縁が切れなかった私。病院で何かの治療を受けるたび、ほとんどが痛みをともなうのです。

「病院というところは、どうして痛いことばかりするのだろう。痛くしないで治せないのかしら」

私のなかに、痛くない治療をする看護師、という理想像ができあがっていました。

『ナイチンゲール』のお話に深く感動したこともあって、

「苦しんでいる患者さんに、痛みではなく希望の光を灯してあげられる看護師さんって、なんて素晴らしいんだろう。私もそんな看護師になりたい」

高校三年生のときには、迷わず、進路を「看護学校」と、決めていました。

でも、母がどう思うかな、と考えると、なかなか言いだせません。

「あんたみたいに、からだが弱くて、貧血や頭痛持ちの子には無理よ。危険だし、重労働だし、絶対に務まりません。第一、そのおっちょこちょいの性格では、患者さんに間違いがあったらどうするつもり？」

案の定、猛反対されました。でも、私はどうしても、看護師になりたい。

「はい、わかりました。短大の家政科を受けます」

母にはこう答えて、こっそり看護学校も受験することにしたのです。

父は「自分の進みたいほうを選びなさい」と言ってくれたので、短大も受けることは受けたのですが、母には内緒で看護学校も受験。あきれる母をなんとか説得し、看護学校への進学が決まりました。

はじめての寮生活に、高校とは大違いの、膨大な量のカリキュラム。でも自分の意志で、自分で選んだ道です。何もかもが新鮮で、充実した毎日でした。

相変わらず生理痛や頭痛はひどく、鎮痛剤を手放せない状態なのですけど、とくに大きな病気をすることもありません。やっと少し、健康になれたような気もしていました。

そして三年後。憧れの看護師を目前にして、ふと、助産師という道もあるなあと思ったのです。

看護師は患者さんの病気をみるのが仕事ですが、助産師はお母さんと生まれてくる赤ちゃんの、ふたりのいのちを預かる仕事。看護師よりおもしろいかもしれないと思ったとたん、好奇心旺盛な私は「助産師の資格もとっておこう」と決めていました。いずれにしても、助産師の資格を得るには看護師の資格がないとなれません。看護学校を終えたあと、私はさらに一年間、助産師の勉強を続けることにしたのです。

卒業後はそのまま大学病院に残り、助産師として看護の道を歩み始めました。

当時は分娩数が多く、一か月で百人ぐらいのお産があったでしょうか。お産は真夜中だろうが明け方だろうが、時を選ばず、やってきます。しかも、扱うのは大切なふたりのいのちです。

激務でしたが、無事に元気な赤ちゃんが生まれ、お母さんにも異常がないとわかったときの、なんとも言えない安堵と感激。

あの充足感は、何度、体験しても素晴らしいものでした。

そんな貴重ないのちの現場に、かつて私はいたのです。病院勤務をやめるまで、それこそ、取りあげた赤ちゃんの数は二千五百人以上にものぼります。

でも、いのちの本質、からだの神秘をわかって赤ちゃんをお出迎えし、お母さんに接していたかというと、どうだったでしょうか。

これが正しいやり方、と教わったことが正しいと信じ、病院のなかでルーティン化されている医療行為に沿ってお産にかかわっていた私。でも、どこかで「これでよいのだろうか」と、手際よく行なわれる医療現場に自分なりの疑問を感じていたのも事実です。

「赤ちゃんやお母さんの立場にたったお産って何だろう。私がかつてかかわってきたお産はホントのお産じゃなかったんじゃないかしら」

ひとつひとつの処置をあらためて思い起こしてみると、何かが違う気がしてたまりません。

いのちが生まれるということは、どういう意味をもっているのだろう。

「もう一度、助産師をやりたい」

心の奥から、想いが泉のようにわきあがってきました。もともと、好きで選んだ道です。仕方なく、途中で断念した仕事です。

そのとき、はっきりと感じました。

「助産師は自分が選んだ仕事だった」と。

見えない世界や宇宙の大いなるエネルギーの存在を知った私にとって、助産師という仕事は、いのちの本質に導いてくれる天の声のような気がしたのです。

すべては神さまの段取り

これからの人生を助産師として生きていこう、と心に決めました。

でも、病院づきの助産師では意味がありません。二度のガン手術で、私は、治療の手段はたくさんあることに気づいていました。

「病気の現象」は人生の応用問題です。これをどんな方法で解くかは、個人個人が自由意思で選択できる素晴らしい問題です。最終的には、もとどおりになろうとする自然治癒力という名の宇宙パワーが働くわけですが、医療者は、その手助けをするアシスタントにすぎません。ましてやお産は病気ではなく、自然の生理現象です。

以前の私は、病院で万全を整えて、というのが、近代的かつ理想的なお産だと思っていました。

でも、万全を整えるということは、言葉を変えれば、医療者にとってある程度管理ができるということにもなります。自然のままに産むお産から、医療者主導のお産になる可能性が大なのです。

生き物はみな、自然の摂理のままに生まれてきます。

人間も同じです。自然の摂理にのっとって、自然のプロセスを経てこの世に生まれることは、私たちが考えている以上に、すごく大切な意味があります。もっとも神聖で、できる限り人の手で侵してはならない領域の現象。それが、お産ではないでしょうか。

私はその、自然の摂理に寄り添うようなお手伝いができる助産師になろうと決めていました。

大腸ガンの手術のあとの治療に、さまざまな手当て法を試みていましたから、からだの声を聞きながら、からだの仕組みを応援するような形でのお手当てには、ちょっと自信もあったのです。

ただ、悲しいかな、お産に関する知識は学校で習ったものしかありません。昔の、お産が今よりずっと自然のままの形で行なわれていた時代に活躍したベテラン助産師さんについてまわれば、何か、わかることがあるかもしれない。

そう思いついて、人づてに紹介してもらったり、日本助産師会で年配の現役助産師を探し、「自分で助産院を開きたいのですが、ついては大ベテランのお産を見学させてください」と、何か所か見学させていただきました。

八十八歳のM助産師さんの介助に立ち会ったとき、彼女が、生まれたての赤ちゃんを、まるでこの世にふたつとない宝物でも扱うかのように、やさしくいとおしむように沐浴させていた手つきは、うっとりするほど素晴らしいものでした。

新しいいのちに対する敬虔な思いと深い愛が、そこにはありました。

お産は自然の行為です。

自然本来のからだに備わった力、自然のパワーを信じて、必要以上の手助けをせずに見守ること。

大切なのは、自然に畏敬の念を示し、自然の摂理がどうなっているのかを観察することです。

お産の現場に立ち会わせてもらいながら、私は、赤ちゃんが産まれてくるまで、お母さんと赤ちゃんのからだのなかで何が起こっているのか、刻々と変わる肉体の変化は何を意味しているのかを、あらためて問いなおしていました。

赤ちゃん誕生のドラマを、順を追ってみてみましょう。

赤ちゃんは、卵子と精子が出会ってから十月十日《とつきとおか》、お腹のなかで、生物進化の歴史をたどります。

最初の生物、単細胞が地球に誕生したのが今から四十億年前と言われていますから、いわば、たったの二百九十日で四十億年分をたどることになります。正確には、産まれたときに肺呼吸に変わりますので、新生児の進化段階は、生物が海から陸にあがった段階とも言えるでしょう。

いずれにしても、お腹のなかでは奇跡的なスピードで、いのちが育まれていることになります。

さて、いよいよこの世へのおでましの時がきました。子宮という心地よい保育器から、狭くて暗いトンネル、産道を通って産まれてくる赤ちゃんは、あごを引き、頭蓋骨を重ねて、頭の周囲が最小限の大きさになるように準備します。それから下にした頭を、前進しやすいように少しずつ回旋させ、産道を下りてくるのです。

そのとき、強い圧力がかかって胸を圧迫されますが、これは、胎内で吸い込んだ羊水を吐き出し、気道内のお掃除をして肺呼吸の準備をするためです。

ちなみに、呼吸という言葉が吐いて吸うという順になっているのは、この最初の呼吸が吐き出すことだからです。

また、このトンネルを通過する際に、たくさんの微生物さんの祝福を受けます。お母さんの体液には一CC中、一千万個もの微生物が生きていて、赤ちゃんは頭のてっぺんから爪先まで、体液の洗礼を受けるのです。

胎内では無菌状態の赤ちゃんですが、産声をあげた瞬間、この微生物を鼻や口から気道に吸い込み、さらに肺の奥深くまで取り込みます。

このとき体内に取り込まれた微生物は、一生涯、その子について常在菌となり、運命をともにします。さまざまな外敵から身を守ってくれる、大切な菌となるのです。

赤ちゃんのお腹のなかも、生後三日ぐらいで菌がすめる状態に変わります。善玉菌に活躍してもらうための家づくりが、急ピッチで進められるのです。おっぱいを消化吸収できるのも、ウンチが出るのも、この微生物さんたちのおかげです。

ところで、赤ちゃんは生まれ落ちて少しの間、へその緒でお母さんとつながっています。このときはまだ、へその緒を通して酸素や栄養をもらっています。へその緒の拍動が停止したら、瞬時に肺呼吸に切り替わるのですが、まさに神業としか言いようがありません。

また、赤ちゃんは誰に教わることなく、すぐにおっぱいに吸いつきます。

じつはおっぱいは、生後二、三日までほとんど出ません。赤ちゃんはこのことをよく知っていて、数日間飲まなくても生きていけるように、「弁当持参」でやってきます。なのになぜ、出ないおっぱいを吸うのかというと、生後三十分以内におっぱいを吸うことでお母さんの脳が刺激され、母乳の出る確率がよくなるからです。

もうひとつ、おっぱいを吸う行為には重要な意味があります。脳下垂体から指令がいき、子宮収縮をうながすのです。

赤ちゃんが無事、産まれても、お産はまだ終わっていません。後産といって、お母さんと赤ちゃんをつないでいた胎盤が出てきます。

胎盤は子宮内膜にしっかりと血管を広げて赤ちゃんを育みます。お役目を終えた胎盤は赤ちゃんが出たあとに娩出されますが、このとき子宮収縮が悪いと、胎盤がお母さんにくっついていた面（母体面）の血管が開きっぱなしの状態になるのです。水道の栓を開けたままにするのと同じ状態になるわけで、大変な量の出血となってしまいます。出産直後、風船のようにふくらんだ子宮がすばやく小さく戻ってくれることを、介助するスタッフは注意して見守るのです。

病院では出産直後、ほとんど収縮剤を使います。子宮収縮の目的で赤ちゃんに母乳を吸わせることはあまりしていないと思います。

でも、赤ちゃんが吸うことが、いちばんの収縮剤、天然のお薬です。

お母さんの状態が悪ければ悪いほど、赤ちゃんは必死になって吸いつきます。

自分を保護してくれる人を守らなくてはならないことを、本能でわかっているのです。

自然分娩をよく観察していれば、自然の摂理のなかでは何もかもが完璧に準備されていることに気づかされます。

いのちをつなぐ行為は、全部、神さまが段取りしてくれているのです。人が人工的な手を加えることは、逆にその流れを分断、切断しかねません。

何かのハプニングで段取りがうまくいかなかったときだけ、人が自然の流れに近い形でお手伝いする――。

十三年ぶりにお産の現場に立ち会い、いのちの神秘、生命の不思議を目の当たりにした私は、あらためてこの世を動かしている見えないパワーの存在を強く感じました。

そして、赤ちゃんに対しても、それまでとはまったく違った印象を持つようになったのです。

それは、赤ちゃんはなんでも知っている、ということでした。

赤ちゃんはなんでも知っている

産まれた直後、まだ出ないおっぱいに吸いつく赤ちゃん。

以前は気がつかなかったのですが、赤ちゃんの様子を注意して見ていると、産後の具合があまりよくなかったお母さんの赤ちゃんのほうが、真剣にチュッチュチュッチュ、いつまでも吸いついています。お母さんの調子がよい赤ちゃんのほうは、それほど熱心には吸っていません。

産まれたての赤ちゃんがおっぱいを吸うのは、本能のなせるわざ。

だとしたら、お母さんの状況に合わせて、赤ちゃんの行動に違いがでるのはなぜ？

赤ちゃんはお母さんの危機を察知している？

赤ちゃんは、じつはすべてを知っているのではないかしら。

人は輪廻転生を繰り返して、この世に何度も生まれ変わってくるといいます。赤ちゃんはボディこそ新しいのですが、そこに宿る魂は、過去から現在、未来を結ぶ、永遠不滅の存在です。

赤ちゃんには、見えない世界が見えている。

赤ちゃんが無垢というのは、魂がまだ曇らされていないということ。

赤ちゃんにはものごとの本質を見抜き、言葉を超えた形で伝える能力があるのでは……。

人間も動物も、次世代にいのちをつなぐ行為を続けています。赤ちゃんが産まれるのは種の保存の本能であり、カップルの愛の結晶です。

でも、私たちがつくりだせるのは、人間の形をした地球服であって、いのちといわれる魂は神秘に包まれています。

その、本質である魂が、今生ではどのボディに入ろうか、自分で決めて産まれてくる、そういう体験を語る人も多いようです。

赤ちゃんとして再び、地球に肉体を得るのは、この世で果たさなくてはならないお役目があるからです。魂を磨くために必要な修行をするためです。

そして、今生の目的を果たすのにいちばんふさわしい環境、両親のもとに生まれてきます。

親が子を選ぶのではなく、子が親を選ぶのでしょうか。

だからこそ、赤ちゃんはお母さんの危機に一所懸命になるのではないでしょうか。生まれてきた目的を果たすためには、自分を育んでくれるお母さんをまず、守らなくてはなりません。

この地球上には、無駄なものは一切ありません。

すべてのものに存在する意味や価値があります。一本の草にだって、土をつくるお役目があるのです。また、雑草には、私たちの知らない素晴らしいパワーが隠されているようです。

私たち人間も、ひとりひとりがすべて、大切なお役目をもって生まれてきています。でも、自分が魂の存在だということを、肉体を持った瞬間から忘れてしまいます。

魂のレベルの赤ちゃんに、いろんなことを聞いてみたい。

赤ちゃんは、私たちおとなには見えなくなってしまった真実をいっぱい知っているのではないかしら。

「赤ちゃん、私とお話しして！」

私は天にむかって、大きく手を伸ばしながら想いを込めてつぶやいてみました。

赤ちゃんからのメッセージ

赤ちゃんは何を考えているのかしら。赤ちゃんの潜在意識が気になりだしてから、朝、目覚めると、ふとんのなかでいろんな考えが浮かんできます。

「赤ちゃんのあの仕種の意味は、こうだったんじゃないかしら。赤ちゃんは、ホントはこうしてもらいたかったのでは……」

最初のうちは、私の想像、推測だと思っていました。

でも、実際に赤ちゃんと接して、赤ちゃんに「あのときはそうだったの？」と聞いてみたり、赤ちゃんがしてほしいと思っていることをしてあげると、たしかに赤ちゃんの表情が変わるのです。

それが、一度や二度ではありません。

ある人が、

「それって、赤ちゃんからのメッセージだったんじゃない？　あなたならきっとわかってくれる。赤ちゃんがそう思って、須江さんの意識に働きかけたんだよ」

と言います。

「ホントにそうかしら。そうだとうれしいな」

そんな思いで、新生児訪問に行ったときのことです。

生後一か月の赤ちゃんを、お母さんがおそるおそる抱いていました。顔をのぞき込むと、眉間にギュッとシワを寄せ、これが赤ちゃんかしらと思うような、疲れ切った表情をしています。

「ミルクをあまり飲みたがらないし、よく吐くし、泣いてばかりいるんですよ」と、横にいるおばあちゃんも不安げです。

「どんなお産でしたか」と聞いてみました。

「逆子でなかなか産まれず、帝王切開でした。そのあとお乳を吸う力が弱くなって、保育器に一週間入れられて。その間、ずっと点滴を……」

いろいろ調べてもらったんですけど、結局、原因がわからなくて、とお母さん。大事なわが子だけに、お母さんはまるで腫れものにさわるかのように赤ちゃんを抱いています。そのお母さんの不安な想いを写し鏡のように受け取って、赤ちゃんも不安げです。

「抱っこして！　からだに触って！」と赤ちゃんが言っているように感じたので、お母さんから赤ちゃんを受け取り、静かに話しかけてみました。

「つらかったね、不安だったね。でも、この世は少し不自由なところもあるけど、とても楽しいところだよ。今から気持ちいいこと、しようね」

と、ベビーマッサージをしてみることにしました。

相変わらず眉間にシワを寄せ、手足を固く緊張させている赤ちゃんの、着物をそっと脱がせます。裸にされたら次はこわい目にあう、痛いことをされる、と学習ずみの赤ちゃんは、火がついたかのようにギャーギャー泣きだしました。

「裸はねえ、楽しいこともいっぱいあるよ」とやさしく話しかけながら、

「まずはお手手をチョロチョロ出して」と、マッサージ。

「ほら、気持ちがいいでしょ？」と、グーッと伸ばしたり曲げたり、手のひらをさすり

POST CARD

恐れいりますが
切手をお貼り
ください

113-0033

東京都文京区本郷
2-5-12
野草社

読者カード係 行

ふりがな		年齢	歳
お名前		性別	女・男
		職業	
ご住所	〒 都道府県 区市郡		
お電話番号	− −		

◉アンケートにご協力ください

・ご購入書籍名

・本書を何でお知りになりましたか

□書　店　□知人からの紹介　□その他（　　　　　　　　）

□広告・書評（新聞・雑誌名：　　　　　　　　）

・本書のご購入先　□書　店　□インターネット　□その他

（書店名等：　　　　　　　　）

・本書の感想をお聞かせください

＊ご協力ありがとうございました。このカードの情報は出版企画の参考資料、また小社からの新刊案内等の目的以外には一切使用いたしません。

◉ご注文書（小社より直送する場合は送料1回290円がかかります）

書　名	冊　数

気なく開けたり……。

そんなふうに、手や足、顔、お腹から背中まで、全身をゆっくり、やさしくマッサージしていくうちに、赤ちゃんの緊張が解け、リラックスしてきたのが感じられます。終わりごろは泣き声も止んでいました。

そばで一部始終を見ていたおばあちゃんが、「あれ？　顔つきが変わってきたよ。まるで別の子みたい」と、あっけにとられています。

赤ちゃんはと見ると、それまできつく握りしめていたこぶしを開き、腕をあげてパタパタさせています。眉間のシワもすっかりなくなっていました。

たった一度のマッサージで、これほどの変化があるなんて、私もびっくり。

そのとき、私に抱っこされている赤ちゃんが、にっこり微笑んだのです。お母さんも驚いています。

「この赤ちゃんは、帝王切開でこわい思いをして産まれてきたんです。いっぱい愛情をかけてあげてくださいね」

赤ちゃんは何もわからないなんて思わないで、どんどん話しかけてあげてほしい。そうすることで赤ちゃんの気持ちが落ちつくことをお母さんに伝えました。

今、帝王切開で産まれる赤ちゃんが増えています。

帝王切開は母体にも負担のかかるものですが、赤ちゃんにしても突然ふりかかった災難のようなものです。

ふつうなら陣痛がきて、「さあ、今から出る準備だよ」と教えてもらえるのですが、突然、子宮が切り開かれ、肺呼吸に切り替わる準備をする間もなく、刺すようなすごい明かりのもとに引っ張りだされ、拍動も停止しないうちにへその緒を切られ……。次々と予告なしに事が進み、赤ちゃんは恐怖と驚きのなかに放り出されて、泣き声をあげます。「すごくこわかったんだよ」って。

それなのに、一般的には、赤ちゃんをマニュアルどおりに沐浴させます。

「今、お風呂なんか入りたくない。そっとしておいて」

と、赤ちゃんはますます泣き叫ぶのです。

帝王切開で産まれた赤ちゃんは、たくさん愛情がほしい、いっぱい触れてほしいと訴えています。このメッセージは、帝王切開に限らず、異常分娩で産まれた赤ちゃんに共通しています。

もし、異常分娩自体も赤ちゃんが選んだシナリオならば、これはその赤ちゃんの魂が、この世でより深い触れ合いを必要とする魂だからではないかと感じます。

赤ちゃんに、「どういうふうに産まれてきたい？　どんなお産が望ましい？」と意識を送ってみたことがありました。

赤ちゃんたちからは、こんな返事がかえってきました。

「まず、赤ちゃんができたとわかったら、お父さんとお母さんに祝福されたい。〝できちゃった、どうしよう？〟ではなく、〝うれしい！　待っていたのよ〟と言ってもらえるスタートを切りたい。

だって、たいへんな思いをして三億分の一の競争率をくぐり抜けてきたんだよ」

当然のことです。

「そして、産まれたらすぐ、ママのお腹に素肌のまま、乗せてちょうだい。生まれたては肺呼吸に切り替えるための大手術をしているでしょ。お願いだから、あったかいところにソッとしておいてほしいの」

しばらくは静かに見守っていてほしいと、どの赤ちゃんも言います。

施設分娩の場合、赤ちゃんは、お母さんのお尻の下に敷かれた滅菌シートの上に産み落とされます。羊水も一緒に出ますので、少しの間とはいえ、ビシャビシャの冷たいシートの上に置き去りです。

それまでは生温かい羊水のなかに気持ちよく漂っていただけに、気分は最低です。

「冷たいよ！　こわいよ！　ママはどこにいるの？」

泣き叫んでも、誰もわかってくれません。

「ああ、産まれてよかった。元気な声で泣いてるね」と思われるだけです。

私も長いこと、赤ちゃんが泣くのは元気に産まれた証拠と、この光景を受けとめていました。「ママはどこ?」と訴えている声だとは気づかなかったのです。

とにかく、産まれ出る赤ちゃんの第一要求は、やさしいお母さんの腕に一刻も早く抱かれること。そっとしておいてもらうこと。

それなのに、病院側が次にすることは、気管カテーテルといって、赤ちゃんが飲み込んだ羊水やお母さんの粘液を、チューブで吸引する処置です。

「お口のなかも吸わなくていいよ。いらないものを吐き出すのは自分でできるから」

と、赤ちゃんは言います。

そしてお次は、産湯の準備。

お母さんから引き離されるだけでなく、お母さんからもらった常在菌のプレゼントがしっかり馴染む前に、知らない人の手でお風呂に入れられてしまうのです。

赤ちゃんは私に、いかにお産の現場が赤ちゃんの立場や気持ちを無視したものかを教えてくれました。

家族みんなでウェルカム

赤ちゃんを病院ではなく、助産院で産みたい。

なるべく自然な形でのお産をしたい。

そんなお母さんたちが、まだまだ数は少ないのですが、少しずつ増えてきています。

自宅出産を考える人も出てきました。

ちょっと古い話になりますが、アメリカで始まった女性解放運動の一環に、お産を自分の手に取り戻そうという動きがありました。

自分らしく主体性を持って生きてゆきたいと願う女性たちが、それまでの管理されたお産に疑問を持ったのは当然です。日本でも、どう産むかを主体的に考える女性は、どうすれば自分らしく生きられるかを真剣に考えている人に多いようです。

各国のお産事情に詳しい周産期疫学者で、WHO（世界保健機関）の前欧州母子保健事務局長のマースデン・ワグナー氏は、来日した際の話のなかで次のように述べています。

医療行為が人の健康にマイナスになることがわかってきたが、医療サービスの調査が一番必要な分野はお産である。お産は客観的なデータに基づいた医療、いわゆるエビデンス・ベースド・メディスン（証拠に基づいた医療）がもっとも適用されてこなかった分野でもある。お産は自然のサイクルなのに、日本では医師中心のものになっており、医療的に管理されている。ほとんどの女性は医療介入のないお産が可能なのだから、医療介入するのなら根拠が必要である。リスクの低いお産で医師のケアと助産師のケアを比較すると助産師が付き添った方が死亡率が低く合併症も少ないという米国の調査結果もある。過剰な医療介入が多い日本でも今後証拠に基づいた医療が導入されるよう公衆衛生の分野でお産に関して科学的な研究を進めていくべきである。（『助産婦雑誌』［四十九巻十一号］などを参照）

たしかに、帝王切開が必要なケースもあります。何が起こるかわからないのがお産ですから、いざというときは文明の利器をどんどん利用すべきでしょう。

でも、安易な医療介入は、生まれるための重要なプロセスをふっとばし、人として見えるものも見えてこなくなる危険性があります。肺呼吸に切り替えるための準備、常在菌の洗礼、産道という名の「参道」を通ることの意味ｅｔｃ。お産にはいのちの仕組みがいっぱい、隠されているのです。

お産の主役は、あくまでもお母さんと赤ちゃんです。

そのことを忘れずに、これから母親になる女性は、自分の体調や体質とも相談して、どんなお産が自分にいちばん合っているのか、よく考えてみてほしいと思います。

もし、妊婦さんが健康体で、自然なお産を望んでいるのなら、自宅分娩など、ほかの選択肢があってもよいのではないでしょうか。

たとえば、自宅分娩にはいろんなメリットがあります。

まず、病院で産むお母さんは、あくまでもお客さんです。病院側の主導権のもとに、産まざるをえません。それが自宅だと立場が逆になり、主導権はお母さん側に移ります。お母さんのもとに、助産師などの医療関係者がお手伝いにくる。お産のペースはあくまでも妊婦さんの都合に合わせて、という形がとれます。

もともとお産というのは、経済効率とは無縁の世界のものです。おしるしがあってからすぐ産まれる場合もあれば、十日も待つことだって珍しくありません。いのちの誕生は合理的に進めることはできないのです。

そして、ふだん慣れ親しんだ場ですから、病院のベッドや分娩台と違って気分もぐっとリラックスできます。しかも、からだに馴染んだ常在菌に包まれてのお産ができます。これは、赤ちゃんにとっても最高にやさしいプレゼントなのです。

病院だと必ず消毒液を使っていますので、せっかくの常在菌が減ってしまう可能性があります。一度死んでしまったら、二度と生まれない菌もあるそうです。

院内感染が騒がれたことがありましたが、病院内には、耐性ブドウ球菌などいろんな菌がいる場合もあり、それが、皮膚トラブルの原因になっていることもあるようです。

出産後のおっぱいのケアだって、助産師さんがついていてくれれば安心です。

お母さんのからだのなかでは赤ちゃんが生まれた瞬間にプロラクチンというホルモ

ンがつくられ、おっぱい製造開始だよと、準備が始まります。それが軌道にのるのが三日目ぐらいで、病院ではそれからマッサージを始めます。

でも、おっぱいはすでに、石ころのようにカチンカチン。マッサージがどうにも痛くて我慢できないお母さんが多いのは、そのせいです。

初日から少しずつ、やさしいケアを続けていれば、おっぱいの状態が改善されて、母乳もスムーズに出るようになります。

何より自宅出産が素晴らしいのは、いのちを迎えるための空間と時間に、温かいゆとりがあることです。家族全員で新しいいのちを待つ体験は、家族のきずなをグンと深めてくれることにもなります。

お産は夫婦がそろってしあげる論文のようなものです。どんなふうに組み立てて、どんな形にしあげるか。自宅なら、ともに分娩のプロセスを味わい、いのちの誕生という貴重な体験を共有できます。

子どもたちも同じです。お兄ちゃんやお姉ちゃんが赤ちゃんの誕生に立ち会うことは、とても大きな意味をもっています。「小さな子に見せるものではない」という意見もありますが、その子の年齢なりに、しっかり受けとめられるようです。

お母さんが苦しんでいる。そのお母さんを、お父さんが励ましている。私に何か、お手伝いできることはない？　いのちの現場は貴重な時間をプレゼントしてくれます。待って待って、やっと産まれてきた新しいいのちに、お母さんもお父さんも瞳を輝かせています。子どもたちは出産がとても神聖なものだと感じます。

そして、お母さんやお父さんと一緒に赤ちゃんを迎えることができたことを、うれしく誇らしく思うようです。

実際のところ、はじめて新しいきょうだいに会うとき、お母さんが赤ちゃんを抱っこしていると、上の子はショックを受けます。いつの間にかお母さんが病院に行って、やっと会えたと思ったら、知らない子が腕にいた。お母さんをとられてしまったような淋しい気持ちになるのでしょう。

その点、自宅出産は、子どもたちがごく自然に妹や弟の存在を受け入れ、いつくしむ気持ちが生まれます。いのちを大切に思う「人としての心」が自然と育まれるのです。

未知の世界にやってきた赤ちゃんのほうも、十月十日《とつきとおか》聞き慣れたお母さんの声にやさしく語りかけられれば、ホッとひと安心。おまけに病院と違って、自宅では二十四時間、お母さんと一緒です。さみしい、こわいといったトラウマが残ることもありません。

第４章

いのちが健やかに めぐる世のなかに

Chapter 4

赤ちゃんが教えてくれること

好きな音楽を聴きながら、楽しいことを空想しながら、お腹の赤ちゃんはどうしているかなと思ったとき、赤ちゃんがポコンポコンとお腹をけったり、ぐるんと回転する。そんな経験をお持ちのお母さんは多いのではないでしょうか。

「ママ、ぼく、ちゃんと聴こえてるよ」

「この曲、大好き！」

そう、赤ちゃんにはちゃんと意識があり、いつもお母さんにメッセージを伝えようとしています。

赤ちゃんは、宇宙という大きなお宙《そら》をめぐりめぐって地上に舞い戻ってきた魂です。輪廻転生する意識体ですから、昔のことも知っているし、未来のことだってちゃんと予測しています。

お母さんのお腹のなかで、地球服というボディこそまだ進化の途上ですが、意識レベルでは完全に成熟した存在です。

もちろん赤ちゃんは、誰に対してもメッセージを送ることができます。ただ、お腹の赤ちゃんはお母さんとからだを共有しているので、お母さんの肉体を通して伝えるのがいちばん簡単なのでしょう。

妊娠するとほとんどの女性は、食べ物のことや環境のことを気にしだします。

「今の食べ物はよくないものが多いし、食べ方も自然のルールに反してるよね。自然だってどんどん破壊されて、これじゃ私たち、どうやって生きていったらいいの？」

赤ちゃんの想いが、お母さんに伝わります。

「何をどう食べたら健康な赤ちゃんが産まれるのかしら。社会がどう変われば、住みよい世のなかになるのだろう」

それまで人ごとだったいろんな問題が、突然、自分ごとになります。経済最優先、欲望を追求する世のなかで切り捨てられてしまった、いちばん大切な本質に、自然と想いが行くようになります。

じつはお腹の赤ちゃんが、お母さんの意識や眠っていた本能を揺り動かしているのです。

いのちを次代につなげていく出産という行為は、すべてを形づくるうえでの基本です。この世の根幹にかかわるスタートが、妊娠という奇跡です。

「ホントに大事なことって何だろう？」

「ホントは私はどうしたかったんだろう？」

妊娠するということは、人が人として生きることの原点に立ち返らせてくれる、大いなる気づきのチャンスなのです。

こんな素晴らしい機会はありません。

お腹の赤ちゃんに意識を集中し、どんなメッセージがあるのか、耳を澄ませてみましょう。言葉のように聞こえる場合もあれば、なんとなく思ったこと、感じたことが赤ちゃんの想いだったりすることもあります。

赤ちゃんはさまざまな方法で、お母さんとコンタクトをとろうとしています。

なんでもわかるんだよ、ということを伝えたくて、「ほら、もうすぐお父さんが帰ってくるよ」と、教えてくれる赤ちゃんもいるそうです。

また、お母さんの想い方ひとつで、赤ちゃんは楽しくなったり悲しくなったりしています。

「お腹のなかはどんなふうになっているの？」

赤ちゃんに聞いてみたことがありました。

「あのね、けっこう広くて気持ちいい。足を伸ばすとビヨーンと伸びるし、すてきな揺りかごだよ。

でも、お母さんに心配ごとがあると、モクモク黒い煙が襲ってきてこわいから、目をつむちゃう。お母さんが気分がいいとき、とくにお父さんと仲良しのときは、あたりがピンク色に包まれて自分も気持ちがいいの」

「陣痛が来たとき、お母さんが、なんでこんなに痛い思いをしなくてはいけないの？　ってお産に破壊的なイメージを持つとするでしょ。そうすると私たちも苦しくなる。

陣痛は大変だけれど、必要なものだってお母さんが前向きにがんばってくれると、私たちもつらくないんだ」

妊娠中のお母さんの気分は、想像以上に赤ちゃんに影響します。お母さんが心穏やかに楽しく過ごしてくれることが、赤ちゃんには最高にうれしいのです。

そして、赤ちゃんはできるだけ、自然に産まれることを願っています。そのためにもお母さんは、健康を維持する必要があります。

自然の摂理は、健康なからだがあってはじめて、うまく働くのです。自然の恵みの母乳も同じことです。

さらに、すべての要素が生体濃縮して次世代に送られます。お母さんは心身ともに健やかになって、マイナスのプレゼントを子どもたちに残さないようにしたいものです。

いのちはみんな、つながっている！

人類がこの地上に降り立って約三百五十万年。それ以前に、もっともっと気の遠くなるような年月をかけて、人が住めるような環境になったのが地球です。

その立役者さんは、私たちの知らないたくさんの微生物や生き物です。

地球に降り注いだあらゆる元素が植物や動物をつくる材料となり、私たち人間は、その進化の最終段階の存在だと言われています。

水、土、空気、鉱物、そして植物や動物までもが全部一体となって、地球という生命体の生態系を構成しています。

最初は無機物の要素を太陽エネルギーが動かして、有機物の生物エネルギーに変換。その生物エネルギーが今度は、生物生態系を循環させています。

ですから、人間のもとをずっとたどっていくと、ご先祖さまは鉱物？ ということになります。

鉱物も植物も動物も、みんなエネルギーを放ち、意識を持っています。

すべてのものは地球という名のお母さんから生まれた、同じ仲間なのです。

愛知県のK病院に四度目の入院をしていたとき、こんなことがありました。

その日は朝からお天気がよく、まさに洗濯日和です。三階にある洗濯機に洗濯ものを入れ、いったん部屋に戻ろうと階段を下りていたら、突然、「お水、替えて！」という声が私のからだに飛び込んできました。

その声は、踊り場に飾ってある花から届いた気がします。あっけにとられながらも、ふたつ並んである、声の聞こえたほうの花瓶を手にし、水場に急ぎました。

赤いカーネーションと黄色の菊、かすみ草が入っていた花瓶のお水がドロドロになっていました。

「息ができなくて苦しかったね、ごめんね」

と謝って、隣の花瓶のお水も替えてあげなくちゃと水を出してみたら、そちらのお水はとてもきれいでした。片一方だけ、水を取り替えるのを忘れていたのでしょう。お花の声は、聞こえたというよりは、私の意識にメッセージとして入ってきた感じです。「意識体で話す」ってこんな感じなのかしら、と、部屋に戻ってからその余韻をひそかに楽しみました。

話そうと思えば、いろんなものとコンタクトがとれるのかもしれない。お花だけでなく、すべてのものに意識がある。みんな仲間なんだと、うれしくなったものです。

みんな一緒、みんな、つながっている。

日本にはもともと、人間だけが特別な存在という西洋型思想はありませんでした。農耕中心の暮らしは、大地や太陽や水など自然の恵みに感謝し、見えない自然の力をうやまう、人間と自然が一体化したものだったのです。

人間だけが優れているのではなく、すべてのものが共生し、お互いにバランスを保ち合って生かされているのがこの世界。「全体でひとつ」という輪＝和の発想、東洋的なものの見方が、今、強く求められている気がします。

そもそも、二十世紀以降の地球環境破壊は、自分たちは特別と思い込んだ集合意識が、欲望のおもむくままに物質文明を追求した結果です。

それまで自然界に存在しなかった、おびただしい数の化学物質をつくりだし、毒をばらまいてしまった人間たち。植物やほかの生き物を脅かすばかりか、みずから人類滅亡の危機を招くような自殺行為をしてしまいました。

難病、奇病に苦しむ人が増えているのは、私たちの地球服である肉体が、もはや限界に達している証拠でしょう。

病んでいるのはからだばかりではありません。目先の便利さ、豊かさにおぼれ、いのちをいのちとも思わない社会ができつつあります。

たとえば、日本は世界有数の水の消費国です。二十四時間営業のお店や自動販売機が電力を無駄づかいし、飲食業界ではまだ食べられるものを大量に捨てています。世界には泥水を飲んで死んでいったり、電気もガスも食べ物もなく、寒さや飢えに苦しんでいる人たちがたくさんいるというのに……。

かつての日本の精神性はどこにいってしまったのでしょう。現代医学の始祖、ヒポクラテスは、「病は自然が治す」と語り、病気は反自然的な生活によって引き起こされるさまざまなゆがみ、「内部環境の不調和」を是正するための、自然の浄化作用であるとしています。

私たちのからだと心が、自然の摂理、宇宙の調和を無視してゆがんでいるなら、もう一度、自然の循環の輪に戻りましょう。バランスを崩して病んでいる地球も、それで元に戻れます。

人間はほかの生き物と同じように、自然の一員に過ぎないのです。そして、考える力を持った人間に与えられた使命は、全体と調和をとって生きることにほかなりません。

二十世紀を支配していたのは魚座のエネルギーだったといわれています。

二匹の魚が象徴する、競争しあう時代。世界を二分した東西の冷戦が二十世紀の象徴的存在でしたが、そこには戦争を繰り返しながらの物質文明の繁栄がありました。

二十一世紀は、ひとつの器のなかに、みんなが仲良く共存するみずがめ座の時代です。統合、調和、バランスを象徴する時代の始まりです。

子どものころ、アリはなぜアリで、私はなぜ人間？　と思ったことがありました。でも、私はいろんなものを経過して、今の私になっているのです。

「石や木だったこともあれば、アリにもイルカにもなったことがあるのかしら」

天を突くような大きな木を見たとき、自然に木に想いが行きました。

「気の遠くなるような時を生きてきたんだなあ。えらいなあ」

外観は違っても、いのちはみんな同じ。みんな生きていて、意識を持っているんだと思うと、すべてのものがいとおしくなってきます。

生命現象はスパイラル

寿命をまっとうするまで、条件さえととのえば、病気は治ります。自然も甦ります。その条件とは、「すべての要素がつながって循環する」輪の流れにのり、元に戻ることです。

この世の森羅万象は、自然の法則にのっとって、動きながら変化しています。

たとえば水。降った雨は大地を潤して川や海に流れ、蒸発して天にのぼり、上空の大気で冷やされて雲に形を変え、また雨となって地上に降り注ぎます。

宇宙空間を流れるエネルギーのほとんどが、らせんを描いていると言われています。

竜巻も渦潮も、エネルギーが形になったものはらせん状ですし、赤ちゃんも産道を通るときは回転しながら出てきます。つむじも指紋も、生命のいちばん基本であるDNAの構造もらせん状――。

循環の輪が生命現象を支えているわけですから、その動きが直線ではなく、波形であったりらせんを描いているのは、当然といえば当然のことです。

西洋医学では、胃は胃、血液は血液、体質は持って生まれたものと、各パーツや要素を切り離して考える対処療法がメインです。相互関係を見ようとする輪の発想はなく、直線的なアプローチです。

一方、東洋医学や東洋哲学では、循環、波動、らせん的なものの見方をしているのが特徴です。この三つはじつはすべて同じことで、らせんを上から見ると循環しているし、横から見ると波打っています。

すべての本質は、らせんを描きながら、大きな輪をつくっているのでしょう。

もちろん、人のいのちの本質である魂も輪廻転生しています。

洋の東西を問わず、来迎図の絵には、光に向かっていくという共通項が見られます。

光が見えるということは、そこに闇、トンネルのようなものが存在していることを暗示しています。人が生まれるときも、産道というトンネルを通りますが、私はこのふたつのトンネルが同じものだと思えてしかたありません。

死ぬということは、来た道、来たトンネルを戻ること。そしてまた、同じ道を通って生まれてくる。ここにも循環の輪、もとに戻るという生命原理が存在しています。

発達途上の赤ちゃんをサポートしよう

めぐりめぐって、再びこの世におでましになった赤ちゃんですが、人間の赤ちゃんは動物の赤ちゃんと違って、生まれたときは半人前。お腹のなかで十月十日《とつきとおか》を過ごしたあと、立って歩けるようになるまで、さらに一年ほどもかかります。

四十億年の生物進化の過程でいうと、ちょうど、海から陸にあがった時点です。そこから人間の特徴である二本足歩行まで、赤ちゃんの発達はまだまだ続きます。

じつは赤ちゃんは、生まれ落ちたときの肉体は、まだ人間として完全に機能していません。歩けるようになるまでは、いわば胎児の続き。背骨や仙骨がきちんとできて、人間の姿勢がとれるようになるまで、未熟な赤ちゃんにつきっきりで保護してくれる人の存在が、必要不可欠なのです。

もちろん、赤ちゃんにとっては、大好きなお母さんがそばについていてくれるのがベストです。

でも、今の社会システムでは、そんなに長く産休を取れるケースは稀です。仕事を続けようとしている新米お母さんは、赤ちゃんを誰かにみてもらわなくてはなりません。

保育園に空きがあって運よく入れてもらえたとしても、お母さんは仕事と育児の両立で疲れ果ててしまいます。

一方、保育園が見つからず、仕事をやめざるをえなかったお母さんは、社会から取り残されたような気がして不安にかられます。

不安という点では専業主婦も同じことで、核家族化が進んだ今、子育てにいきづまっているお母さんはたくさんいます。

とくに都会のマンション暮らしでは、狭い密室に自分と子どもだけ。閉塞感に息がつまり、子育てに自信がないと嘆くお母さん方は急速に増えているのです。

働いている、いないにかかわらず、お母さんに対する社会的支援の拡大が必要です。

今の若いお母さん方は、からだの仕組みや子育ての予備知識が何もないまま、病院で出産します。その後一週間ほどで自宅に戻り、子育てが始まりますが、母乳がよく出ない、赤ちゃんがよく飲んでくれない等、山のような不安を抱えています。

お母さんの健康状態はもちろん、育児に関する知識、不安の度合いなどが赤ちゃんに大きく影響し、その子の性格形成にもかかわってきます。

ですから、この時期のお母さんを最大限に支援することは、赤ちゃんをサポートするだけでなく、未来の社会をサポートすることになるのです。

国では今、母子保健事業の一環として、お産直後のお母さんと赤ちゃんを自宅に訪ねる新生児訪問を行なっています。私もときどき、この新生児訪問に出かけています。

いつも思うのは、子育て始めのこの時期に訪問することが、どんなに大切かということです。

「生まれたての赤ちゃんはね、お母さんの心の写し鏡。お母さんが不安になると赤ちゃんのご機嫌が悪くなるでしょう?」

母子はいつもテレパシーで感じあっているので、たとえばお母さんが「今、忙しいから少し眠ってくれないかなあ」と自分の都合を送ったら、赤ちゃんはまず、眠りません。

「赤ちゃんにおっぱいをあげるときは、しっかり赤ちゃんの顔を見てね。ときどき赤ちゃんが顔をあげてお母さんの目を見つめるでしょう？　目が合ったらニッコリ微笑んであげてね。これはとっても大切なことなの」

この何げない行為が授乳のたびに赤ちゃんに刷り込まれていって、母と子の信頼関係を築きあげ、それが人としての基本を学ぶことにつながります。

「だから、間違っても、授乳中は暇だからとスマートフォンのゲームなどで遊ばないでくださいね」

「それと、赤ちゃんにたくさん触ってあげてね。あっちこっち触ったぶん、その皮膚が活性化されて神経の発達をうながしてくれるんですよ」

たったこれだけの言葉でも、育児に不安を抱いているお母さんにとっては、心の安静につながります。もちろん、赤ちゃんも自分の気持ちがお母さんにわかってもらえて、ひと安心です。

次代を担う母子に、もっときめ細かなソフト面でのサービスが実施されればいいな、と思います。

人間は、生まれてすぐ自立できる動物の赤ちゃんと違って、足が立つまでの期間、手厚い保護を必要とする特別手のかかる生き物です。そして、次の社会を背負って立つ健康な肉体と魂を育むためにも、保護者であるお母さんを応援する必要があります。まずは、産みのお母さんが、赤ちゃんが立てるようになるまでべったりくっついていられるよう、最低一年は育児休暇をとれることが好ましいです。

というのも、この時期の子育ては、スキンシップがすべてと言われるほど重要なのです。赤ちゃんは皮膚感覚を通してさまざまなことを学んでいきます。

その最初が口です。なめる、吸う、触れる。このとき、いつも誰かにやさしく触れていてもらうことが大切です。触れられることで皮膚機能も活性化していきます。

おとなしく寝ている赤ちゃん、手のかからない赤ちゃんがいいなんて、大間違い。親子が濃密に触れ合うことに、とても重要な意味があるのです。

動物の子どもが、生まれてすぐ親から離されてしまうと、親は自分の子とわからずに虐待してしまう話がありますが、人間だって同じこと。未熟児で生まれた子に幼児虐待を受ける確率が高いのは、いちばん大事な時期に保育器に入れられて、親と触れ合うことが少なかったからです。

また、子育て中のお母さんが息抜きできるよう、お母さんのデイケア・サービスも必要でしょう。

子どもはある時期、お母さんのあと追いをします。お母さんの姿がちょっとでも見えないと、声を限りに泣き叫びます。そのころのお母さんには、一瞬たりとも自分の時間がないのです。

「トイレぐらい、ゆっくりしたいなぁ」

と、疲れ果ててしまうお母さん。ひとりで子育てに奮闘して、そのあげく、育児ノイローゼになってしまうお母さんもいます。

核家族化が進んでいるだけに、育児のベテランが訪ねて孤独なお母さんを癒してあげるサービス、数時間、子育てからお母さんを解放してあげるサービスがもっとあってもよいのではと思います。

公の組織のなかに助産師がいないのも気になります。母子の問題が社会にとっていかに重要か、助産師ならではの視点が生かされれば、少しは政策も変わってくるかもしれません。

ハード面ばかりでなく、ソフト面に目を向け、子育て支援をしてほしいのです。

お産や子育ては、非効率的で手間暇のかかるものです。数値でこれだけの効果があったと、すぐに示せるようなものではありません。もっともお役所仕事や予算の対象になりにくい分野です。

それでも、経済性や合理性を追求しすぎた社会のひずみから、幼児虐待やいじめ、非行の問題が起きている可能性があるとしたら、今こそ、本気で赤ちゃんサポートの意義を、母と子の立場に立って見直してみる必要を感じます。

肝心なところを手抜きすると、あとで大変なことになります。お役所が収支のバランスを言うなら、育む現場にはもっと長い目で見るものさしが必要なのです。

いのちの本質を教える教育＆食育

出産、子育て、学校教育――。

育てるということはなんであれ、膨大な時間と労力を必要とします。一見、無駄に見えることも多いかもしれません。

でも、そこには経済効率でははかれない大切なものが隠されています。愛の心が、いのちを産み、いのちを育て、いのちをつないできたのです。

それなのに今、育む現場に経済効率や合理性のものさしが持ち込まれています。

たとえば、学校給食はどうでしょう。

昔は学校ごとにまかないのおばさんたちが、旬の野菜や材料を使い、心を込めて、温もりのある給食をつくってくれていました。今は各地区に給食センターが建てられ、大手メーカーがつくったレトルト食品や冷凍食品を、食べる最終段階に加工するだけのものも多いのです。

これから、からだも心も育っていこうとする子どもたちの食が、そんな加工食品ばかりで大丈夫なのでしょうか。

「栄養士が子どもたちの発育に必要な栄養素を計算し、メニューも昔よりずっと、バラエティに富んだものになっています」

と、行政側は言います。

たしかに数値上では申し分ないのかもしれません。

「センター方式にすることで、大量購入・大量生産が可能になり、質を落とさずにコストの節約もできています」

一見、何の問題もなさそうです。

でも、考えてみてください。私たちのからだは、食べたものでつくられています。そのいちばん大切な食べ物が、真っ先に予算や家計見直しのほこ先となり、合理化の対象になってよいものでしょうか。

食べ物の背景にはさまざまな要素がからみあっています。野菜の煮物ひとつとっても、その野菜はどんな環境でつくられたのか、どういう人に育てられたのか、また、誰がどんな思いで調理したのか――。

外見は同じでも、野菜の持つ生命力が違います。料理に込められた想いが違います。

また、食べ方はどうですか？

たとえば、私たちのからだをつくる主食はお米です。お米といえば真っ白なご飯を連想するかもしれません。でも、お米のほんとうの姿は、茶色い帽子をかぶった玄米です。

精米するとなくなってしまう糠や胚芽の部分にこそ、お米の真髄があります。ビタミンやミネラルがぎっしりつまっている糠ごと胚芽ごと食べることで、お米のパワーを百パーセント取り込めるのです。

野菜も肉も魚も、基本はみんな同じです。丸ごと全部食べることで、食べ物の持つ生命力の輪が生きてきます。みんな、つながっていいのちが動いているのです。

まずは、主食であるお米の食べ方から見直してみてほしいと思います。お米を玄米でというのが難しければ、玄米のエッセンスを凝縮した玄米クリームはどうでしょう。なめらかで食べやすく、滋養たっぷり。食欲のないお子さんや病人食にも最適です。硬めにつくればハンバーグのつなぎなどにも利用できます。

とにかく、その土地でとれた旬のものを、できるだけ丸ごと、手づくりで食べてこそ、その土地で暮らす子どもたちの健康が保たれ、味覚が育ちます。

少なくとも、育てる、つくるといった現場に愛情のない食べ物が、子どもたちを健やかに育めるとは思えません。

二〇一八年度の日本の医療費の総額は四二兆六千億円。過去最高を更新しています。これだけ病気が蔓延し、不健康な人間をつくりだしてしまったおおもとは、いのちのない食べ物、愛のない食べ方なのです。

日本には今、食べ物があふれかえっていますが、食べ物の顔をした食べ物でないものが増えています。まさに「飽食のなかの栄養失調」です。

食べ物がどんなに大切かを再認識し、生命力の豊かな食べ物を日々いただくことで、人は健康を取り戻せます。結果的に、医療費の節約にもなります。

食中毒対策も根っこは同じです。O－157などの菌が騒がれ、学校給食の現場に殺菌や滅菌の概念が強迫観念のようになってきていますが、これも本末転倒な話です。

家庭の食事に食中毒が少ないのは、つくってすぐに食べるからです。

今の学校給食のシステムでは、収穫、加工、調理まで、食べ物が子どもたちの口に入るまでさまざまに場を変え、時間がたっています。それだけ殺菌の必要をつくりだしてしまったわけです。

見えない敵に過剰反応するよりも、菌の性質を考えて、少量つくってすぐに食べる家庭料理の原点に戻ってみてはどうでしょう。少なくとも、学校給食をセンター方式から学校単位に戻す勇気がほしいですね。

そうすれば、必要以上の消毒をしなくてすむし、食中毒の危険性も減ります。土地の新鮮なものを材料に、顔の見える距離でつくられた給食なら、栄養価も目に見えないエネルギーも抜群です。

菜っ葉などはすぐにできますから、学校に菜園のスペースを用意して、子どもたちにつくらせてみるのもよいでしょうね。自分で種をまいて収穫したものを食べれば、おいしさもひとしお。買ってきた食べ物との違いが素直に伝わります。「いただきます」は、「あなたのいのちをいただいて、私のいのちをつなぐ」という意味を理解する、いのちのお勉強にもなります。

食べるという行為があまりにも日常的なだけに、その重要性が見えにくくなっている現代、いのちがあるのが食べ物の姿であり、そのいのちをいただいて自分たちが生かされていることに気づくでしょう。これからは家庭でも学校でも、食べ物の大切さを教える「食育」に、力を入れてほしいと願ってます。

そしてもうひとつ、学校の授業のあり方も再検討することができればと思います。

従来の学校は、理科、社会、国語と、西洋医学と同じように全部パーツに分けての授業がほとんどでしたが、最近やっと、生活科を設けるなど、暮らし全体からものごとを見ていこうとする動きが出てきました。

知識を丸暗記するのではなく、自然に触れて、その心地よさを体感し、自然に学ぶことを基本に、校庭に出て作物を育ててみるとか、お店屋さんごっこをして計算を学んでいくとか、生活に直結した実践の場を工夫してほしいのです。勉強と身近な暮らしが結びつくことではじめて、子どもたちの興味がふくらみ、授業が楽しくなります。

そして、そのとき先生は教壇の上に立つのではなく、生徒の輪のなかに一緒に入っていけないものでしょうか——。

先生は教える人ではなく、導き出す人であったらいいな。

先生と生徒が、力関係や上下関係ではなく、同じ人間として、同じ土俵で接することができたら、学校はどんなにかすてきな場所になることでしょう。

それぞれの教科も、先生と生徒も、友だちも、家族も、食べ物も、生き物も、自然も、みんな、つながって全体があること。

つながりのなかで、それぞれが、それぞれの役割を担っていること。

この大原則がわかれば、生きていることが楽しくなります。すべてのいのちが健やかにめぐる世のなかに戻れるのではと思うのです。

第5章

生きるって素晴らしい！

Chapter 5

やっと芽を出した「私らしさ」

思うままにならない私の人生を、みんな人のせい、周囲のせいにして生きてきた私。そんな私が私の「真我」に気づくために、神さまは二度のガンを私に与えてくれました。

四十二歳で乳ガンを、五十一歳のときには乳ガンよりこわい（?）大腸ガンです。不治の病と言われているガンを二度も体験しなければ、私は、いのちの尊さやいのちの意味、いのちの本質に気づけなかったのです。

乳ガンは、生きる意味に気づくきっかけのようなもの。

そして大腸ガンは、

「あなたはもう大丈夫。ちゃんと気づけていますよ。あとは実践すること」

と、神さまが与えてくれた、実感するプロセスへの導きだったと思います。

この世が見える世界と見えない世界の両輪でなりたっていて、すべての生き物は見えない宇宙エネルギーの恩恵を受けて生かされていることを知ってから、私の人生観、世界観はガラリと変わりました。

自然に触れたい、土と遊びたいと思ったのも、自然が育む食べ物には宇宙の気が凝縮していることを知ったからです。

自分のからだをつくる食べ物を、自分で育ててみたい。子どもたちにも安心して食べさせられるものをつくってみたい。

でも、農業はやったこともありませんし、何の知識もありません。

「畑もないし、気持ちだけじゃ無理かなあ」

と半ばあきらめていた私に、友人のIさんがお手本を示してくれました。

彼女もずぶの素人ながら、スギナがいっぱい生えた荒れ地を、数年かけて見事な畑に変身させたのです。

最初の年は、せっかく植えた苗がスギナにあっさり負けてしまい、植えなおしです。

それでも、彼女は楽しそう。

「スギナの根にはケイ酸カルシウムがいっぱい含まれていて、荒れた土を元に戻すために生えていてくれるのよ」

四年目には、あれほど固かった土がふんわり柔らかくなり、畑には四季折々の野菜たちがズラリ。アスパラ、ニラ、ナス、トマト、トウモロコシ、サツマイモに里芋、小豆、インゲン、ゴマ、大根、人参、ゴボウ、ソバやハトムギ、キビ、ヒエなどの雑穀まであります。どれもみな、彼女の愛情をいっぱいに受けてすくすくと育っています。味も絶品！

Ｉさんの旺盛な好奇心と実行力に触発され、とうとう畑を借りることにしました。でも、肝心の種まきの時期、私は残念ながらお手当てのため入院中。

一緒に畑を借りたＡさんが私の分まで全部耕してくれ、七月末に退院して白石に戻ってきたときには、ナスやトマト、キュウリなどの夏野菜たちが、彩り美しくお化粧してお出迎えしてくれました。

降り注ぐ真夏の太陽をからだに受けとめながら、さっそくジャガイモの男爵掘りに挑戦です。

柔らかい土のあっちを掘り、こっちを掘りして、はじめての芋掘り体験に私はおおはしゃぎ。アッという間に終わって、すごく大きいのから小さいのまで、いろんなジャガイモがごろごろおでましになりました。

「たったひとつの種芋から、こんなにたくさんとれるの？　お芋ってすごい」と感激。

「トウモロコシも食べごろよ」

と、Aさんがゆでたてのトウモロコシをご馳走してくれました。

遊びに来ていた九十歳になる実家の母も、

「こんなにおいしいのははじめて！　柔らかくて甘いね」

と、大喜びしています。

黒々とした柔らかい土の感触、お日さまの匂い、野菜たちのはつらつとしたおいしさ……。物珍しさも手伝って、何を見ても、何を食べても、私の心が躍っていました。


それから、私の土遊びが始まりました。

まずは畑を耕すことからです。でも、私にクワが持てるかしら、と一抹の不安がよぎります。

乳ガンの手術をしたとき、右側の大胸筋も切除しているので、腕を使う動きに少し不安があったのです。でも、不安がる前にやってみなくちゃと自分を励まし、腕を大きく持ちあげて、クワを振ってみました。一歩さがって、またクワをおろします。

最初はなかなかうまくできません。クワを土におろす角度が難しいのですが、そのタイミングがつかめないのです。

「素人なんだから、最初はできなくてあたりまえ。あせらず、あわてず、のんびりいこう」

と自分に言い聞かせながら、四十の手習いならず、五十の手習いです。

マイペースで、ゆっくりゆっくり、畑づくりは進みました。

地下足袋をはいていましたので、土の感触が新鮮です。一歩一歩、土を踏む私の足の裏に、土の匂い、土の温もりがリアルタイムで伝わってきて、足の裏がまるで別の生き物のように感じられます。

いつも靴下に包まれ、靴のなかにおし込められているせいでしょうか。普段は足の裏なんてとくに意識したことがないのですが、地下足袋のなかで足がのびのびリラックスしているのがよくわかりました。

足も生きているのです。そして、土の感触をじっくり味わった足の裏は、自分が生きている喜びを全身に伝えてくれました。

クワを入れる過程でも、大切な気づきがありました。

土にクワを入れるとき、ひとクワ入れたら一歩さがり、またひとクワ入れて、一歩さがります。耕すときはひとクワごとに「前進」ではなく、一歩ずつ「後退」するのです。

大地のなかからふんわり、黒々とした土が顔をのぞかせ、一歩一歩、確実に、土が変わっていくのが実感できます。

正しいという字は一（一回、一旦）に止まると書きますが、この、ひとクワ入れていったん止まる、止まって全体を見渡してみるという行為が、とても大切なのではないでしょうか。そして、ゆとりを持って相手やものごとを観察してみると、正しいことや真理に「絶対」はなく、案外、多面体だということにも気づきます。

いろんなことをぼんやり考えながら、ひとクワひとクワ土を耕しているうちに、私の硬くなっていた心、糸がからまったような心が、いつのまにか、ふんわりほぐれていきました。

大地のなかで育まれた黒い土は、次のいのちを育てます。ふわふわの土に蒔かれた種は天の恵み、地の恵みを受けて、数か月の短いいのちをエネルギッシュに生き、生きたあかしに実をつけます。

キュウリの苗などはいったん花を付け始めると、次々に花が咲き、あっという間に実になります。

「あんなに小さな種が、どうやってこんなに大きく育つのかしら」

躍動感あふれるキュウリから、いのちの不思議さがグングン私に伝わってきます。

旬の意味も、頭でなく、からだで理解できるようになりました。

真夏のこの強烈な太陽があってこそ、キュウリやトマトやナスなどの夏野菜が生を謳歌し、みずみずしく育つのです。秋から冬にかけてスーパーに並んでいるハウス育ちのキュウリやトマトには、夏のパワーは望むべくもないでしょう。雪をかぶったホウレン草がとても甘く、冬が旬だということもはじめて知りました。

旬のものを食べるということは、まさに「あなたのいのちをいただきます」ということ。

その旬を中心にした食事がいかに大切か、やっと理解できたのです。

さらに、自然農法で育った野菜たちは、苗のときはほとんど同じなのに、おとなになった姿は、形も大きさも、みんな違うことにも驚かされました。それぞれの育ち方、それぞれの個性があるのです。

化学肥料で育った作物は、どれも平均的な作品でおもしろみがありません。まるで、今の学校教育を象徴しているみたい。個性を尊重し、精一杯輝かせる自然の力の素晴らしさに、感動です。

こんなこともありました。

畑仕事に疲れて、枝豆の畑に寝そべっていたときのことです。

土が冷んやりしています。まだ六月というのに、こおろぎが忙しそうに目の前を走りすぎました。虫の目線から枝豆を見ると、まるで大木のように見えます。

目を閉じると、今度は小鳥の声。ほのかに枝豆の香りもします。土が、ほてったからだを心地よく包み込んでくれています。

作業していたときは全然、気づかなかったのに、目線を変えたり、目を閉じてみると、聴覚やほかの感覚器が「待ってました！」とばかりに働きだします。

かすかにほおを伝う風。その風にのって、今度はトマトの香りがやってきました。

「私もいるのよ」

と、トマトが叫んだみたい。

空一面に広がる青空。大地の懐は深く大きく、おおらかに時が流れていきます。

畑は私にいつも、新鮮な驚きと温もりをプレゼントしてくれます。自然の現象のなかに、たくさんの不思議を見せてくれます。

土や太陽や水の恵みのもと、野菜が育つ現場に立っていると、「野菜も私もともに、見えないエネルギーに生かされている」という思いがあふれてきました。

私は畑を耕しながら、知らず知らずのうちに自分の心を耕していたのです。土に蒔いたのは野菜の種だけじゃなくて、ほんとうの自分の種。

硬い殻に覆われていた私の種は、自然の大いなる懐に抱かれ、たっぷりの宇宙エネルギーを吸い込んで、やっと芽を出し始めたのです。

すべてのできごとは必然

いのちの躍動感を五感に伝えてくれたのが畑の自然だとすれば、いのちの不思議の世界に導いてくれたのは、直感という名の宇宙メッセージです。

さまざまな人やモノとの出会いが、そのメッセージを受け取るきっかけをつくってくれました。

乳ガンの手術後、死への恐怖からのがれようと、もがき苦しんでいた私。それまで手にとったこともない心の世界の本を読んだり、食べ物と病気の関係の講演会に顔を出したりと、私の興味分野や行動範囲は、まったく違うものになっていきました。

それが決定的になったのは、「化学療法はもうやめ。からだに優しいお手当てしかやらない」と決めて、愛知県のK医院に入院してからです。

前にもお話ししましたが、そこでの食事は玄米ご飯と根菜や海藻などの茶色いおかずだけ。お米のほんとうの姿が玄米ということは知っていても、じつは見るのも食べるのもはじめてだった私には、ビックリです。おかずも少なくて、正直、もの足りません。

「ガンになる人はからだがすごく陰性になっている証拠。陽性の玄米や根菜を食べることで、体質を改善しなくてはね」

こう言われても、今いち、ピンとこないのです。

入院仲間から玄米菜食のレストランが岡山県にあると聞かされ、「じゃあ行ってみましょう」と出かけたこともありました。

からだ治しの養生食ではなく、レストランのおもてなし料理ですから、当然、見た目も美しく、品数も豊富です。片田舎の、交通も不便なそのレストランに全国からお客さんが来ているのを見て、玄米菜食の食事を求めている人がたくさんいるんだ、とちょっとびっくり。それまで知らなかった食の世界をかいま見たできごとでした。

また、なぜ玄米がからだによいのか、その理由をもっと知りたくて、統合医療コンサルタントの先生を訪ねたこともありました。健康なからだは健康な赤血球がつくること、その赤血球は腸壁から吸収された食べ物からつくられることを教わり、はじめて食べ物の秘密を理解したのです。

オランダ在住のアウエンハント静子さんと出会ったのもK医院でした。K医院を選んだのは、彼女に出会う目的が大きかったのではないかと思います。静子さんは私のことを、たくさんのイルカの話や目に見えない心の世界へといざなってくれました。乾ききった砂漠の砂が恵みの雨を吸いとるように、私はグイグイ、静子さんの話にひき込まれていきました。

二か月後、K医院から自宅に戻った私の、気持ちがはやります。

はじめて覗いた世界はどれもみな、おもしろそう。でも、どこから入っていけばよいのか、具体的に何をすればよいのか、まったくわかりません。

ふと思いついて、空に意識を送ってみました。

「誰か、何か教えてちょうだい」

自分ひとりのとき、心を込めて、空に伝えるのです。

ほどなく、間違いファックスが送られてきました。その旨を先方に連絡してあげたことが縁で、あるセミナーを知りました。

書店で偶然手にした本に、求めていた情報が載っていたこともありました。

ピッとつけたテレビで知りたかった内容を放映していたり、知人が講演会に誘ってくれたり……。

ほしいな、と強く願っていると、ちゃんと全部、向こうからやってくるのです。

「あっ、このことだ」

すべてのできごとが、今の私に必要があって起こっている。そして、そのできごとは、自分の意識が呼び寄せている……。

「自分がほしいもの、自分がこうなりたいという願いはかなうんだ」と思うと、うれしくてたまりませんでした。

潜在意識に出会う旅

さまざまな人と出会い、さまざまな必然に導かれて、潜在意識をめぐる私の旅が始まりました。

大腸ガンの手術を受けた翌年、一九九七年には、講習会を兼ねてのエーゲ海クルーズを皮切りに、英国スコットランドにあるフィンドホーンへ。妖精さんたちの意識のパワーを借りて、荒れ地がみごとな農園に変わったことで有名な場所です。

せっかくきたのだからと、英国の妖精さんたちに話しかけてみたら、

「世界中からたくさんの人が、自分を癒してちょうだいってやってくるでしょ。もう、疲れちゃった」

自分では全然努力しないで、誰かに何かしてもらおうとする、おすがりタイプの人が多いようです。

「いくら想えばかなうといっても、自分の地道な努力があってこそだよ」

妖精さんたちの、そんなつぶやきが聞こえた気がしました。

一九九八年の二月には、アウエンハント静子さんに誘われるまま、スイスに八日間ほど旅をしました。K医院に療養入院中の友人ふたりも一緒に、途中で病院を抜けてのスイス行です。K先生と娘と友人の四人で、一路チューリッヒに飛びました。ホームステイ先は日本食の大好きな建設会社の社長さん、ベジタリアンでもあるクルトさん宅です。

翌日、一升炊きの電器釜がおいてあるすてきなお台所を借りて玄米ご飯のおむすびをつくり、スイス一の聖者として今なお尊敬されているブラザー・クラウスの家を訪ねました。

五十三歳で俗世間を離れ、以来二十年間、飲まず食わずで牧師さんのようなことをしていた人だそうです。スイスに内乱が起こりそうになったときも、彼の尽力で内乱を避けることができたとか。

そのブラザー・クラウスが二十年間住んでいたという小さな小屋に案内されたときのことです。階段をトントンとあがっていったとき、自分でも説明のつかないことが起こりました。ふいに涙が出て、止まらなくなったのです。

特別に何かに感激したとか、思い出したとか、そういうことはまったくありません。いたってふつう。私の心は平常どおりなのです。

それなのに、涙が次から次へとあふれてきます。

「なぜ？　この涙はいったい、何なの？」

そのとき案内してくれたリロさん、静子さんの友人で霊能力がある彼女が、

「今、ブラザー・クラウスがここに来て、みなさんに星の種をプレゼントしていますので、受け取ってください。また、みなさんが帰るときには疲れないよう、あと押しをしてくれると言っていますよ」

と話します。続けて、

「ここはスイスでも非常に人気のある観光地なのに、この小屋には今、私たちだけ。ほかの人は誰もいません。とても意義深いことだと思います」

静子さんが彼女の言葉を、通訳してくれます。

手のひらの真んなかが真っ白になり、ピリピリする感覚がずっとあとまで残っていました。

帰る前に、隣にある小さな教会に入りました。ひざまずいて「また来ます」と言っ

ている私が不思議でしかたありませんでした。

スイスからその足でK医院に戻り、その夜ぐっすりと眠ると翌朝さわやかに目が覚めました。時差ぼけも疲労感もまったく感じないこの旅に、ブラザー・クラウスの言葉を思い出し、ほんとうに守ってくれていたんだ、という実感がわいてきます。

「あっ、もしかして……」

そのとき、私のなかにひらめくものがありました。

「ブラザー・クラウスと私は、もともと何かでつながってた。だから涙が出たんだ。私のなかに、私の知らない涙のわけを知っている本質の私がいる」

遠い昔から続いている私の魂。その存在をあらためて感じた瞬間。甘露の慈雨がまた、私のほほを濡らしました。

直感に誘われて、私の潜在意識は「あそこもここも」と私を旅に駆りたてます。

静子さんから、スイスに、水に浮いて心身をリラックスさせる「水の舞」というダンスがあることを聞き、どうしても受けてみたくなりました。でも、私は大の水恐怖症。泳ぐどころか、水に浮くことすらできません。

これでは水の舞を体験できない、もっと水と仲良くなりたいと、まずはカリブ海のクルーズに参加。洗面器に顔をつけることすらできなかった私が、コスタビクトリア号の船上プールで、生まれてはじめて浮くことができたのです。

それに気をよくして、二〇〇〇年二月にさっそく、スイス再訪です。静子さんたちと一緒に、ペーター・アマン先生から水の舞の個人セッションを受けにいきました。

水の舞とは、アメリカで開発された「WATSU《ワッツ》（Water Shiatsu［水中指圧］の略語）」をもとに、ペーター・アマン先生が創作したヒーリング・ダンスです。水面でからだをころがすようにしながらリラックスさせ、からだをほぐしていくウォーター・マッサージ。それにヒントをえて、さらにノーズクリップをつけて水中での動きが楽にできるようにし、水圧を利用してからだを癒していくことを基本にしています。

さあ、いよいよ水の舞、初体験！

はやる胸をおさえて、リラクゼーション用に水温を少しあげた、水深百二十センチのプールに入ります。意外とからだは緊張していません。

水にからだを浮かせ、介助してくれる人に身をあずけます。

私の呼吸に合わせて、水面を泳がせるようなシンプルな動きがしばらく続きます。

横に、縦に、やさしくゆらーり、ゆらり……。

まるで、揺りかごに入って揺られている気分。全身が深呼吸を始め、そのまま、スーッと寝入ってしまうような心地よい動きです。

からだがリラックスしてきたら、ノーズクリップをつけて今度は水底へ。たくさん息を吸っているし、鼻から水も入ってこないので、誘導してもらうのにも不安はありません。何のおそれもない状態で水底にもぐり、膝を抱えるようなポーズをとったとき、からだをやさしく包み込む水圧の、あまりの心地よさにビックリしました。

すごく新鮮な、心洗われるような感覚です。同時に、昔、どこかで味わったような……。これって、胎児感覚？

「お母さんのお腹のなかで羊水に浮かんでいたときって、きっとこんな感じだったのかしら」

私のすべてが包み込まれているという、不思議な安堵感がありました。

「私はこんなにも、おおらかな宇宙の愛に包み込まれていたんだ」

ひとりじゃない、つらいときも悲しいときも、いつも大きな力がそばにいて、見守っていてくれている。

そう感じたとたん、全身がふるえてきて、涙が止まりません。ただ、今まで生かされてきたことに感謝でいっぱい。からだの奥底に巣くっていた怒りや恨みも全部、スーッと流れ出て、生まれ変わったようなすがすがしさを感じました。

そして、なぜだかわかりませんが、プールの底にもぐっていたときに、イルカの声が聞こえてきました。

二年ほど前から、空を見あげると雲がイルカの姿に見えてきたりして、妙に気にはなっていました。でも、本物のイルカにはまだ、会ったことがありません。

「やっぱり、イルカに会いにいこう」

そう決めて、四か月後の六月にはもう、ハワイにあるテリー・ピニーさんのドルフィンハウスを訪れていました。

あるお天気のいい朝、カヤックに乗り込み、アルバイトの大学生に漕いでもらっていざ、出発です。ほんとうは海がこわくて仕方がないのですが、救命胴衣とシュノーケル、足ビレをつけて、おそるおそる海中へポッチャン。

からだはぽっかり浮いたままです。

足を動かすと、スーッと前へ動きます。

思い切って顔を海面につけてみました。きれいな魚がたくさん、悠々と泳いでいます。水が澄んでいるので、海の底まですべてがクリアに見えます。自分の存在の不思議さを感じながら、いつまでもこの夢のような別世界を見ていたいと思ったとき、

「イルカが来たから、早くカヤックに戻って」

と、静子さんの声がしました。

ほどなく、イルカの群れが近づいてきました。どちらからともなく、私と静子さんは、「イルカ、どこか、どこにイルカ、青い広い海の……」と、『イルカのうた』（作詞作曲／石崎このえ）をやさしく歌い始めました。イルカはちょっと距離をおいて、カヤックのそばを行ったり来たりしています。

いつもカヤックを漕いでいるアルバイトの彼女が、

「今日のイルカはいつものイルカの動きと全然違う。背びれの位置がとても高くて、泳ぎ方もゆっくり……。歌を聴いているみたいね」

と、ニコニコして言います。

胸が熱くなり、半年前、カリブ海の船の上で、はじめて水に浮くことができたときの感動を思い出しました。じつは、あのときもイルカの声が耳元に聞こえたのです。

スイスで水の舞を受けたときの感触も蘇ってきました。

「イルカは、私が会いに来たことを喜んでくれている」

声だけじゃなくて、やっと姿を見せてくれたイルカさん。イルカは私の潜在意識の水先案内人なのかもしれません。

ただ今、出張助産師中！

ふと見あげた空に、いろんな雲の形になって、「こんなイルカ、いるか？」と私を笑わせてくれるイルカさん。ピーちゃんというニックネームをつけていますが、ピーちゃんを意識しだしたのは、私がいつか助産院を開くと決めて、赤ちゃんの意識とコンタクトをとろうとしてからでした。

それまで、格別イルカに思い入れはなかったのですが、ふと気づくと、いつも私のまわりの空に飛んでいます。

イルカは捕らえられても、決して人間を攻撃しないといいます。しようと思えば、いくらでも相手を倒せる力があるのに。そんな平和の使者のようなイルカだからこそ、赤ちゃんとの間をつないでくれようとしたのかもしれません。

そのころ、もう一度助産師になろうと、熟練助産師さんについて自然分娩を見学させてもらっていた私にとって、「お産はなるべく自然な形で」とがんばるお母さんの姿はとても新鮮でした。

というのも、助産師をしていたにもかかわらず、私の三度のお産は自然分娩とは程遠いものだったのです。すべて、おまかせで産ませてもらった私にすれば、「自分らしいお産って何？」といろいろ考えているお母さんの生き方がとてもすてきに感じられました。

「ひとりでも、そういう人のお世話ができればいいなぁ」

ならば、できることから始めようと、私の、出張助産師生活が始まりました。

「自然分娩をしたいと願っている赤ちゃん、私にコンタクトして！」

お空のピーちゃんに頼みます。

ハワイから帰ってすぐ、アウエンハント静子さんから、南の海辺で、水中出産を希望しているお母さんがいると連絡が入りました。

お産は自然の生理現象ですが、何が起こっても不思議ではありません。万一に備えることは必要です。少し迷いましたが、行くことにしました。

サバイバルそのままの三人の赤ちゃんのお産の介助で一か月もの滞在となった旅でしたが、二十一世紀を担う赤ちゃんたちのセレモニーのお手伝いができて、ほんとうによかったと思います。

不思議なのは、海辺で先に産まれた赤ちゃん、Aちゃんの目ヤニがずっととれなかったことです。

「きっと、砂のなかの雑菌が目に入ったのね」

それにしてもなかなか治らないな、と、毎日通って様子を見ることにしました。

ある日、Aちゃんからメッセージが伝わってきました。

「須江さんはお産の介助のために、慣れない環境でちょっと疲れていたでしょ。でも、ここならお友だちの静子さんも遊びに来てるし、須江さんの苦手な虫もいないから（笑）」

Aちゃんは、私の息抜きのために目ヤニを出し続けてくれていたのです。

私はもう、ビックリしてしまいました。実際、ちょっと神経が疲れていたのです。

「そこまでわかっちゃってたの？　とにかく、ありがとね」

Aちゃんは私がお礼をいうと、ニコニコッと笑顔を返してくれました。

二〇〇一年の春も、家庭分娩をしたいという三人のお母さんのお産をお手伝いしました。

偶然にもみなさん、医療関係者で、産婦人科の女医さんは初産、病院勤務の助産師さんは二度目、病院勤務の衛生検査技師さんは三度目のお産。結果的に三人とも、とてもよいお産でした。

女医さんが妊娠三十六週目に入ったとき、

「私の尊敬している、素晴らしい先生がいらっしゃるの。以前に国立病院の院長先生をされたT先生という方なのだけど、一度、診察をお願いしてみましょうか」

と、話してみました。伺うことを決めて病院で落ち合い、診察を受けたところ、先生はニコニコしながら言われます。

「あまり大きくなさそうだし、大丈夫でしょう。でも、何かのときはどうする？ ここに来る？ それともあなたの病院に行く？」

女医さんは、万一のときは自分の勤務先の病院に行きますと答えています。別れ際、

T先生が、

「あなたは勇気があるね、がんばって！」

と、励ましてくれました。

でも、少々問題もありました。初産ですので、会陰が裂傷したときの縫合の準備は考えていたのですが、いざというときの麻酔薬がありません。女医さんは、

「病院では体制上、薬は譲れないと言うの。もし、リス（会陰裂傷）ができたとしても、分娩直後は感覚が麻痺しているから、大丈夫よ」

なんとも頼もしい返事が返ってきました。

お産の当日、女医さんの家に向かう途中の高速道路で、「今、破水しました」という電話が入りました。八十八歳の現役のM助産師さんとともに急いでかけつけると、さすが女医さん。陣痛がもう始まっていたのに、悠然と構えています。電話で頼んだとおり、ご主人がお湯をわかして待っていてくれました。

規則的陣痛が始まってから二十時間後、元気のいい、きれいな赤ちゃんが無事、誕生です。会陰の状態もよく、裂傷もできずに、とても順調なよいお産でした。

助産師さんのお産は、予定より早く、突然の陣痛で始まりました。でも、ほんとう

に静かに陣痛を乗りきり、こちらも元気な赤ちゃんが誕生しました。

衛生検査技師さんの場合は、かかりつけの病院が家庭分娩に難色を示しているところだったので、理解してもらえる病院を探し、そちらで産むという話にして予約を取り消しました。小学校一年生と幼稚園の子どもをお産に立ち会わせたいことと、プライベートに静かに産みたい、という理由で、どうしても自宅で産みたかったのだそうです。

ただ、初産のときに一千CCほど出血していたので、三十六週目の検診時に、いざというときのための検査は済ませてもらっておきました。

陣痛の最中、上の女の子が「何かお手伝いすることはないですか？」とお母さんや私に聞いてきます。

「赤ちゃんの頭が見え隠れしてきたら、お母さんに教えてね」と子どもに頼んでいます。

いよいよ赤ちゃんがおでましになる準備ができたとき、下の男の子が、

「穴から何か見えるよ、お母さん」

と、大きな声で伝えています。

それぞれの年齢に応じた感覚で、生命の誕生の不思議さを感じたことでしょう。こちらも、さほどの出血もなく、元気な赤ちゃんが産まれました。お姉ちゃんが、産着をもってきたり、じつにまめまめしく赤ちゃんの世話をしていたのが印象的でした。

ひとりでも多くの妊婦さんが、安心して自宅出産を選択できるように、設備が整った病院が協力体制をとってくれる世のなかにならないかなと、願います。もちろん、妊婦さんのほうも、産まれる前から病院とコンタクトをとり、あらかじめベースになる情報を伝えておく必要があります。双方の意思の疎通がはかれてはじめて、安心した家庭分娩が実現するのですから。

何はともあれ、病院を確保し、家庭分娩に臨んだ三人は、慣れ親しんだ自宅で、ゆったりした気分のなか、お産を迎えることができました。

分娩用の器具は滅菌消毒されたものを使いましたが、消毒液は病院で使用されているものがいいか、抗菌作用のあるハーブがいいか、希望を聞いたら、三人とも天然のハーブがいいとのこと。やさしいハーブの香りに包まれて、常在菌の祝福をたっぷり受けてのお産になりました。

産まれてすぐ、ヘソの緒がついたまま、赤ちゃんをお母さんの腕に渡します。赤ちゃんは温かいお母さんの肌にぴったり触れて、とてもリラックスした様子。泣き方も病院で産まれた赤ちゃんがけたたましい感じなのと比べて、とても静かにやさしく二、三度泣きます。ほどなく、上手にお乳を吸い始めました。

すべてが和やかな雰囲気のなかに、時間がゆっくり過ぎていきます。お母さんも赤ちゃんも、自然に産めた、自然に産まれることができた喜びを、静かに味わっているようでした。

お産のあと、ときどきおっぱいチェックに通いましたが、三人とも状態がとてもよく、仕事に復帰したあとも、母乳育児でがんばっているようです。赤ちゃんもスクスク育ちました。

赤ちゃんというのは、生まれてしばらくの間はそれほど笑わないものです。でも、自宅で生まれた赤ちゃんは、どの子もよくニコニコします。産まれてすぐ、お母さんにしっかり抱っこされた安心感が、赤ちゃんの感情のベースにすり込まれるのかもしれません。

「この子は須江さんに抱っこされるとニコニコするのよね。ちゃんとわかってるみたい」

この小さな微笑み返しに、いつもとびっきりの幸せをプレゼントされたような気がします。

第6章

お宙《そら》の赤ちゃんからのお話

Chapter 6

意識体としての赤ちゃんは、私たちにさまざまな気づきやプレゼントをもたらしてくれています。

赤ちゃんからのメッセージは直感という形で届くことが多く、なかでもお腹に赤ちゃんがいるお母さんは、同じ肉体を共有しているだけに、メッセージを受け取りやすいようです。

赤ちゃんと会話してみたいな、と思っているあなたが妊婦さんなら、こんなチャンスはまたとありません。もちろん、赤ちゃんがいない女性でも、また男性であっても赤ちゃんとコンタクトをとることは可能です。

循環の輪のなかに自分が生かされていることを感謝し、自分の内なる声、直感に耳を澄ませてみましょう。きっと何かが聞こえてくるはずです。

そう、赤ちゃんの声とは、その赤ちゃんの想いだけでなく、自然をつかさどるおおもとからのメッセージです。お腹の赤ちゃんの意識は輪廻転生する魂。その魂は私の魂にもあなたの魂にも、すべての人の魂とお宙《そら》で結びついているのです。

岩手県大船渡市に住む平和雅《たいらわか》さんの自宅水中出産のお手伝いをしました。お腹の赤ちゃんと会話ができることを知って驚いた和雅さん。赤ちゃんとどんなことを話したのか、また、家族ぐるみで立ち会った水中出産の素晴らしさについて、感想をうかがいました。

平和雅さんの水中出産

前の三人の子は病院で産んだんですけど、マタニティ雑誌を見たり、お友だちと情報交換しているうちに、病院で産むということが不自然な気がしてきていたんです。今度は四度目だし、私らしいお産ができたらなって、漠然と思っていました。水中出産のことは、以前から知っていました。雑誌に「水中だと陣痛が楽になるし、お母さんにも子どもにも、自然な状態のままで産めます」って書いてあって……。

ふーん、そういう方法もあるんだって、そのときはそんな感じ。まさか、自分がそうするとは、夢にも思っていませんでした。

たまたまそのとき、かかりつけの病院の先生の都合が悪くて、新しい病院に通っていたんですけど、そこの内診がすごく痛くて、気持ち悪くなってしまったんです。

「もしかしてこの内診、毎月あるんですか」って助産師さんに聞いたら、「はい、毎月です」。当たり前でしょ、という顔をされて、何だかとってもイヤになっちゃって……。

どうしようと悩んで夫に相談してみたら、「自宅出産考えようか」って、彼のほうからさらっと言ってくれました。

それから、家に来てくれる助産師さんを探したんですけど、誰も見つからない。途方にくれて、夫の知り合いにNさんというヒーラーの方がいるのですが、相談してみたんです。

そうしたら、助産師さんで自宅分娩のお手伝いをしている人がいるよと、須江さんを紹介されました。

思い切って電話してみると、「とにかく一度、行ってみますからね」と電話口の声がすごく明るくて温かいんです。そして、出産に対する思いが私のとぴったりでした。同じ宮城県ですが、須江さんのお住まいは白石だから、ここ大船渡からはすごく遠いのに、「大丈夫よ」って言ってもらえたので、須江さんの熱心さになんだか安心しちゃって、それでつわりもおさまりました（笑）。

三か月もつわりが続いていて、でも、あの病院はイヤだし、自宅に来てくれる助産師さんは見つからないし、かといってひとりで産む自信はないし、と、精神的にもメゲていたんでしょうね。それがつわりの原因になっていたんだと思います。

ほんとうに精神的なことがからだに影響するんだと、あらためて感じました。

それで、須江さんに来ていただくことが決まった段階で、自宅出産は決定です。水中出産にしようと決めたのは、もう少し、あとになってからですね。

Nさんの「水中出産はすごくいいよ」というひと言と、夫が、「須江さんが来てくれるなら大丈夫。絶対、水中出産にしよう」と、その言葉で心が決まりました。

出産日は予定どおり、九月の三十日でした。未明に陣痛が来て、赤ちゃんに「産まれる準備ができたのね。おめでとう。そして、ありがとう」と言ったら、自然と涙が出てきて……。須江さんに連絡し、夫に自宅のお風呂にお湯をはってもらいました。須江さんが到着して間もなく、陣痛の間隔が狭まってきたので、下半身だけお風呂に浸かっていました。

水は、私と子どもの波動やエネルギーを受けやすいだろうなと思っていたので、まず、「水さん、ありがとう。出産に協力してね」というメッセージを送りました。そして陣痛から四時間後、前からイメージしていたとおり、力まず、苦しくなく、スルンって赤ちゃんが産まれたんです。まさに、赤ちゃんと母親と水とまわりの人々との共同作業でした。

赤ちゃんが産道を回転して出てくるのがわかりました。そのあとはお風呂のなかで、しばらくゆったり。「私、どこに来たのかな？」って感じで、フワーっと漂っていました。いちばんショックの少ない形でこの世におでましになってくれて、劇的な一瞬でした。おっぱいに吸いついている赤ちゃんが、涙で霞んで見えました。

水中出産だと重力の関係もあるだろうし、自宅という安心感もあって、ほんとにお産が楽でした。中身も雰囲気も、病院の分娩とは大違いですね。私にストレスがないことが、いちばんよかったかな。子どもたちも三人とも付き添ってくれて、目を丸くして見守ってくれましたし。

一緒にその場にいることで、自分も一役買ったという気持ちになれたんじゃないかしら。「お母さん、痛い？」って、ちゃんと気づかってもくれていたし。

いよいよ産まれる瞬間は、もう、かたずをのんで見ていましたね。「お母さん、穴から何か見える！」「何か、膨れているよ」「お母さん、頭が出た！」と、もう大騒ぎ。

次の日も興奮が冷めなくて、「ボク、近所のおばちゃんに、赤ちゃんが産まれたこと、言ってくる！」って、足が宙に浮いている感じ（笑）。子どもなりに、出産はすごいことなんだって感じたんでしょうね。

自宅分娩をしたかったのは、じつは三人の子どもたちにお産を体験してもらいたかったからなんです。いのちの誕生がどういうものか、家族みんなで味わいたかった。だから、須江さんのお陰で、とても贅沢《ぜいたく》なお産をさせてもらったと思っています。

ほんとうに感謝です。


もうひとつ、不思議なうれしい発見がありました。お腹の赤ちゃんと会話ができたこと。最初は、そんなこと信じてなかったんですよ。

この子が産まれる二、三週間前のことだったんですけど、ある集まりに行ったとき、突然、「つかちゃんを呼んでちょうだい。一緒に遊ぼうよ」っていうイメージのようなものが伝わってきたんですね。そうしたら、つかちゃんというのは私の友だちなんですけど、彼がそばにやって来て、「今、赤ちゃんが私を呼んだでしょう」って言うんです。ビックリしちゃった。

そのとき、素直に「ああ、こんな感じで会話ができるんだ」ってわかったんです。

そのあと、こんなこともありました。

別の友だちが、友人とのいざこざがあって以来、からだの一部分が痛いって悩んでいたんです。そのとき、「お友だちのせいじゃないの。彼女はお父さんを小さいときに亡くしているから、そのときの悲しみがそこにきて痛むんだよ。だから、ゆるゆるしたダンスを踊って痛みをとってあげようよ」っていう想いがわきあがってきて。それで、そのゆるゆるダンスをイメージしてみたんです。そしたら、あとから彼女に、「なぜだかわかんないけど、ハートがゆるゆる動いて痛みが楽になってきた気がするの」って言われてね（笑）。

「へーッ」って思いました。なんか、赤ちゃんってスゴイんだなって……。

それで、聞いてみたんですよ、お腹の赤ちゃんに。

「赤ちゃんはどうして、このお父さんとお母さんを選んできたの？」。そうしたら、「私にはちゃんと目的がある。仕事があるの。その仕事のために、ここはとてもいい環境なので選んできたのよ」って言うんです。

「何の仕事？」と聞くと、それが、「人を癒すため」という返事だったの。

だから、産まれる前から友だちにダンスを踊ってあげようなんて言っていたんだと思う、この子は。

「産まれてきてからも会話できる?」って聞いたら、「いつでもできるよ。心を静かに落ちつけてね」って。

さっそく、産まれたあとで、「産道の状態ってどんなだったの?」と聞いてみたら、「うん、ウォータースライダーのようだったよ。それでいろんな光が見えてね、三人の天使さんたちが、いってらっしゃいと愛の光で見送ってくれたの」と言っていました。

それから、出産後に友だちがいろいろ電話をくれるでしょ? そうすると、相手を当てるんですよ。○○さんのイメージが浮かんできて、電話をとると必ずその人なの。びっくりですよ。

今までは、興味はあっても、やっぱり目に見えることしか信じていなかったんですよ。でも、自分にこんなすてきなことが起こると、そういう世界はあるんだなって実感しています。お腹のなかにいるときから、どんな赤ちゃんもすてきなメッセージを送っているんですね。四人目の出産にしてはじめて、生き方、考え方が変わりました。

自宅出産は自分が変化しただけでなく、家族八人全員の変化でもあったんです。

最後に――赤ちゃんからのお願い

平和雅さんは、「赤ちゃんが産まれるとき、産道を赤ちゃんの頭が回旋するのを感じたいので、りきまないで産んでみたい」という希望をもち、じつに余裕のある妊婦さんでした。陣痛のときも自信に満ちた笑みを浮かべ、水中に産まれた赤ちゃんを抱っこするときも変わらぬ様子でした。すべてが大きな愛に包まれて、静かにことが進んでいました。

アクティブバース（医療介入を最小限に抑えた出産方法）のよさを実感できた、とても素晴らしいお産でした。温かい家族に見守られて、みんなに祝福されて産まれた赤ちゃんは最高に幸せ。和雅さんの納得のできるお産のお手伝いにご縁をいただいたことに感謝です。

さすらいの助産師として、赤ちゃんの声を聞きながら全国を駆け巡っています。

妊婦さんと会うとき、私はいつも「赤ちゃん、はじめまして」と話しかけてから診察をしています。そう話しかけるだけで、グニャングニャン動く子もいて、お母さんのほうがびっくりしています。

でも、お腹の赤ちゃんには、ちゃんと私たちの声が聞こえているのです。何を考えているのか、わかっているのです。赤ちゃん同士はまた、海にいるイルカのように、テレパシーでコミュニケーションできるようです。

「産まれるときって、この世に出てくる覚悟がいるし、呼吸も変えなくちゃならないからとても大変なの。できるだけ静かに、そっとしておいてほしい」

赤ちゃんはみんなそう言います。

「それとね、とにかくお母さんのそばから離さないでね。産まれた直後は、この広い世界で知っているのはお母さんだけなんだから」

最初に不安や恐怖がインプットされてしまうと、赤ちゃんの思考パターンがマイナス思考になり、そのあとの人生すべてに悪影響を及ぼしかねません。

お母さんはもちろん、赤ちゃんにとってできるだけ快適な状態をととのえることがもっとも重要なのです。

お母さんの一瞬一瞬の思いが、胎内環境を変えてしまいます。赤ちゃんは、お母さんがやさしさや感謝、慈しみの気持ちを忘れずにいたり、美しい絵を見たり、気持ちのよい音楽を聴いて明るく楽しい気分になってくれると、羊水の味が美味しくなると言います。

昔から言い伝えられるように、お母さんの想いは一瞬一瞬、赤ちゃんの意識に反映されるのです。

お産の主役はお母さんと赤ちゃんです。そのお母さんと赤ちゃんの都合を第一に優先するという当たり前の視点が、今の医療には抜けている気がしてなりません。

病院が主体のお産ではなるべく危険を回避したいという思いが強いために、お母さんのからだと向き合わない場合もあります。予定日が中心となり、土日の出産を避けたいなどの病院側の都合で誘発剤の使用などもあります。

近代的医療の発展と、大切ないのちと向き合うお産の意識のギャップ。今のお産は、いのちの現場から遠ざかっているような気がしてなりません。

私はお母さんがリラックスできる空間、家族みんなで赤ちゃんを迎え、お産の喜びを家族みんなで共有できるのがもっともよいと思います。

そこで介助する助産師は、歌舞伎でいえば黒衣役《くろこ》です。陣痛が始まったらずっと妊婦さんに付き添い、できるだけ陣痛がやわらぐようにお手当てをしたり、気を送ります。

そのときに、アロマテラピーやフラワーエッセンスなど、自然の気の力も借ります。いちばん大切なのはお母さんの意識ですから、元気に産まれ出るわが子のイメージを抱いて、前向きに陣痛を乗りきってもらうのです。

「もうダメ」とか「我慢できない」という否定的な感情にとらわれてしまうと、母体に影響が及んで胎内環境が悪化し、赤ちゃんも苦しんでしまいます。

神さまが決めた段取りどおりにことが運ぶよう、見守り、手助けをし、妊婦さんを励まします。

無事に、赤ちゃんが産まれたら、へその緒がついたまま、滅菌シートの上からできるだけ早く温かいお母さんのお腹に乗せます。赤ちゃんは冷えきった羊水でビチャビチャの冷たい感触が大嫌いなのです。

へその緒は麻ひもで結び、お父さんにおへそを切ってもらいます。病院では今はクリップを使っていますが、この世に生まれた契りを交わすのに、クリップでは小さなお腹がかわいそう。古代から、罪やけがれをはらう聖なる植物として用いられてきた麻こそ、赤ちゃんの誕生のちぎりを結ぶのにふさわしいものです。

赤ちゃんの気持ちが落ちつき、常在菌をしっかり定着させるためにも、分娩当日は沐浴を控えます。翌日から、木のたらいにお湯をはって、できればヨモギ湯にしたいなと思っています。自然の抗菌作用がありますし、血行もよくなります。石けんや沐浴剤を使ってしまうと、せっかくプレゼントしてもらった常在菌を弱らせてしまうので、なるべく使いたくないのです。

そして、少なくともお産の一時間以内に、赤ちゃんにおっぱいを吸ってもらいます。お母さんの子宮収縮のお手伝いをすると同時に、脳に刺激を送ってスムーズに乳管を開かせるためです。

お母さんのほうも、出産当日からおっぱいケアを始めます。張ってくる前からお手当てをすることで、スムーズに母乳育児を始められます。

出産の方法は、自然分娩でさえあれば、お母さんの望むスタイルでと思っています。

赤ちゃんはまず、お母さんたちに、こんなお願いをしています。

「心の目を開いて、そのなかに隠された、お母さんの心の奥の大事なことを整理してほしいの」

これはじつは、お母さんだけへのメッセージではありません。人として大切なことは何なのかを考えてほしいという、すべての人への伝言なのです。

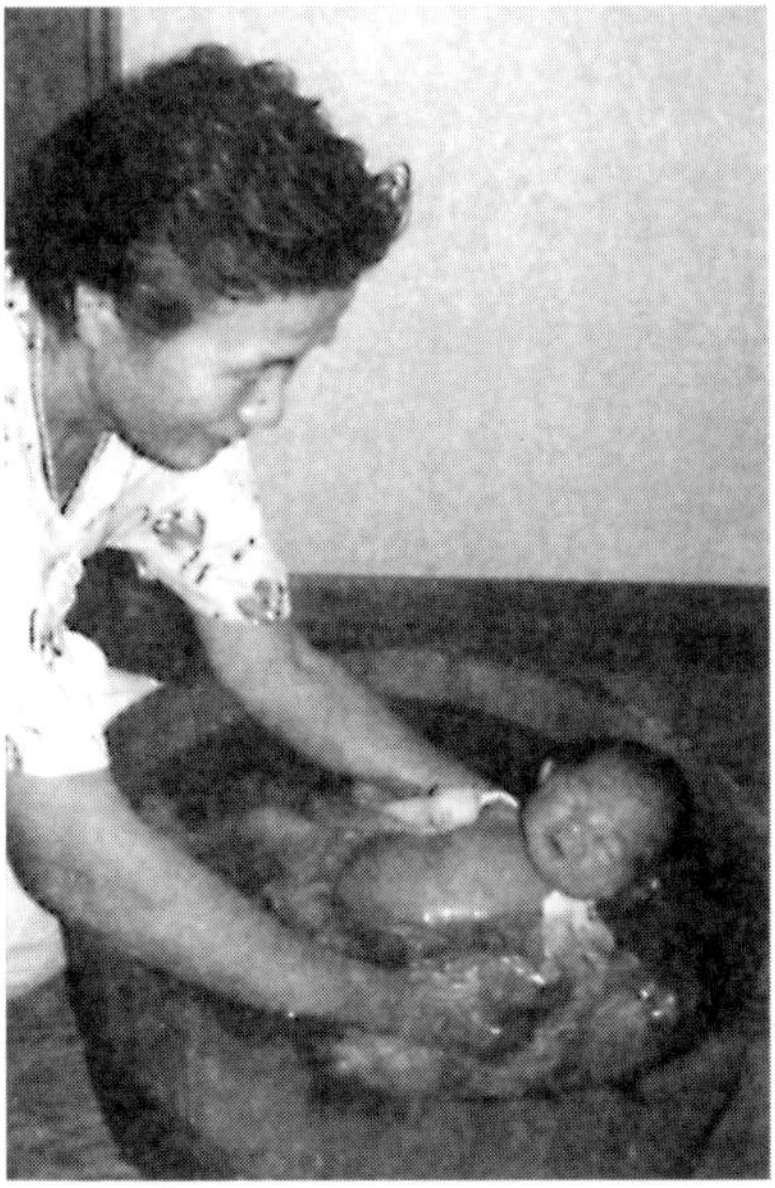

本書167頁以降で紹介した平和雅さんのお子さん、
平みくうちゃん（生後3日目）。著者が木のタライ
にヨモギ湯で沐浴させている。

エピローグ

二〇二〇年一月に赤ちゃんを自宅で出産し、私が家庭分娩をサポートしたお母さんから、産後の感想のお手紙をいただきましたので、紹介します。

「満月の夜、自宅で家族に囲まれて長男が誕生しました。押し寄せる陣痛と彼の産声はとても力強く、これからこの世界で生きていこうとする彼自身の決意と覚悟のように感じたのをはっきりと覚えています。そして何よりも家族で迎えたお産は心の底から楽しかったです。産後、自宅で過ごす私たち家族の時間はとてもシンプルで穏やかでした。家族で、生まれた子の世話をし、暖をとり、食事をし、身体を休める。たったそれだけですが、私自身それ以上を求めていなかったですし、必要ないと感じました」

このお母さんからのお手紙には、「本当に必要なことはシンプルであるということを痛感しました」とも書かれていました。まさにその通りだと、私も思います。

いのちの継承は人間としてもっとも大切な営みです。どんな人生を送りたいか、どんな自分がほんとうの自分なのかという根本的な問いから、自分はどのようなお産をしたいのかというテーマが生まれます。

現代の日本で、ほとんどの人は病院で赤ちゃんを生むのが当たり前と思っています。家庭分娩への社会の理解は進んでいません。しかし、妊娠は生理的な現象ですから、健康であれば日常の暮らしの延長で、リラックスして家族の協力を得ながら静かにお産をすることができます。

自然体で生きている感性の優れた女性なら、赤ちゃんがどのように生まれたいのか、ということに思いを馳せることがあるでしょう。すると、ほんとうに赤ちゃんが希望を伝えてくれるケースもあります。

これまで助産師としてご縁をいただいた皆さまは、とてもおおらかな生き方をされていて、出産後には子どもの意見をよく聞いてしっかり育児をされています。どんな若いお母さんでも母性意識が開眼していて、「若いのにえらいなあ」といつも感心させられます。希望する方が自宅出産を選択し、ひとりでも多くの方が満足度の高い、納得のいくお産をすることのできる日が来るのを願っています。そして母子は出産直後から、「ぺったんこ」。生まれたら一時も離れることなく、母の手元で、母のオーラのなかで過ごしたいというのが、すべての赤ちゃんの強い願いです。

さて、この広〜い宇宙のなかで、奇跡中の奇跡と言われる恒常性を持った地球というお星さまは、これからも変わらず人類を育み続けてくれるのでしょうか。この地球上で繰り広げられているさまざまな出来事は、私たちに何を教訓として示したいのでしょうか。

たとえば、新型コロナウイルス感染症の問題です。

この世のなか、意味のないことは起こるはずはないと言われます。ペスト、コレラ、スペイン風邪、そして新型コロナウイルス感染症。歴史のなかで、繰り返し大規模感染症の恐怖が起きているのはなぜでしょう。これは人類の暴走を止めるための、「大いなる存在」の意志ではないでしょうか。

毎日、広い宇宙から何が降ってくるかわかりません。そのなかには素晴らしいプレゼントもあれば、新型コロナウイルスのような不都合なプレゼントもあります。私たち人類は、大いなる存在が日々変わることなく空気中の酸素濃度を一定に保ち続けてくれるから、生きることができるのです。そして地上の空気を浄化する必要が迫ってきたので、このウイルスが選ばれたのではないでしょうか。

世界規模での人類の全体意識の向上、精神面での忍耐力、お互いに思いやる心や助け合う心を養うことで、この地球を持続可能なものとする「環境浄化」は急務であり、それは結果的に、未来の多種多様な生き物の繁栄のためになります。

私たち日本列島の住民は、世界のなかでも恵まれた特等席で生活をさせてもらっています。四季のある素晴らしい国土に感謝しつつ、今何をすることが最善なのかを私自身も考えたいと思います。感染症対策として世界各地で外出自粛が行なわれたおかげで、少しずつ自然環境が浄化されつつあるとも言われます。最近、空気がおいしくなっていると思われませんか?

そしてこの限りのある肉体に存在するあいだに、今生の学びに精進しましょう。私たち人間は、母から卵子を、父から精子をいただき、それをもとに大いなる存在から肉体をいただき、魂=霊性をも賜ります。宙《そら》の国からお船に乗って、さあ出発――。地球では肉体の父母を親とし、人間の子どもとして、十月十日《とつきとおか》の胎内生活を通して生命の歴史を体感し、月満ちて生まれます。

肉体のなかに魂＝霊性を宿し、人間としての修行が始まります。今生という時間のプログラムのなかで、魂だけのときには学ぶことのできない肉体の不都合、感情や感性など心の働きをどこまで学ぶことができるのか。

したがって「おぎゃ〜、おぎゃ〜」という誕生時には、「おめでとうございます！」と一般的にはお声がけをしますが、「ご終生さまです。どうぞ素晴らしい修行を始めてください」とお声がけするのが私にはしっくり来ます。

そして肉体の寿命は人によってさまざまですが、お亡くなりになられたときは、「今生の修行、ほんとうにご苦労さまでした。学びの多い人生だったことでしょう」という意味で「おめでとうございます」。修行を終えて、魂＝霊性という本質の世界へ戻られたのですから。

宇宙はあって無きがごとく

今ここに、過去も未来も包括されています
そして始まりは終わりの後にやってきます
今、競争意識を持っている人はとても苦しい
それは新しい意識が始まるための
終わりを迎えようとしているあかしです
その古い意識を、勇気を持って
愛と喜びの意識に変容させるのです

出産の現場は神秘と奇跡の連続です。そこからいただいた限りあるいのちの時間、人としてその貴重な一瞬、一瞬を愛と喜びの意識を持っていつくしみましょう。私は求めている人がいる限り、そして体力が続く限りは、赤ちゃんの声を聞きながら全国を巡ろうと思っています。

二〇二〇年八月

須江孝子

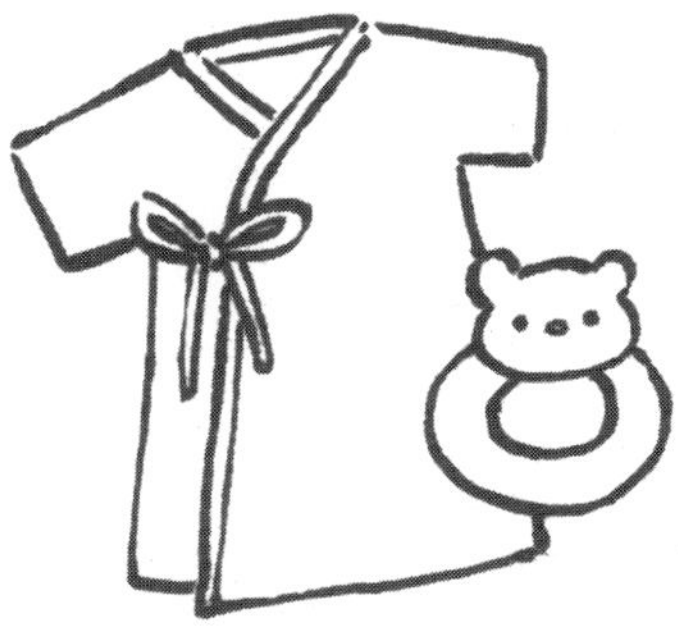

須江孝子◎すえ・たかこ
宮城県生まれ。東北大学医学部附属高等看護学校を卒業ののち、同校の助産婦学校に進む。卒業と同時に、東北大学医学部附属病院産婦人科に勤務。その後、結婚を機に宮城県白石市の産婦人科に勤務。四十二歳で乳ガン、五十一歳で大腸ガンの手術を受け、ガンとの闘病に十数年を費やした。病気治しの体験を通して学んだ自然療法を陣痛緩和に役立て、お母さんと赤ちゃんの双方に満足のいく、自然の流れに沿ったお産をしてもらいたいと、全国各地で自宅出産・家庭分娩のお手伝いを引き受けている。ドキュメンタリー映画『麻てらす』(吉岡敏朗監督、二〇一七年)に出演。

本書は二〇〇二年、コスモ・テンより刊行された『宙からのおくりもの』の改訂新版です。刊行するにあたり、多大なご協力を賜りました皆様に、心よりお礼申し上げます。

橋本京子
須田ひとみ
株式会社コスモ・テン
(敬称略)

宙《そら》からのおくりもの
助産師の気づきの旅

二〇二〇年九月四日　第一版第一刷発行

著　者　須江孝子
発行者　石垣雅設
発行所　野草社
東京都文京区本郷二－五－一二
電話　〇三－三八一五－一七〇一
ファックス　〇三－三八一五－一四二二
静岡県袋井市可睡の杜四－一
電話　〇五三八－四八－七三五一
ファックス　〇五三八－四八－七三五三

発売元　新泉社
東京都文京区本郷二－五－一二
電話　〇三－三八一五－一六六二
ファックス　〇三－三八一五－一四二二

印刷・製本　萩原印刷

ISBN978-4-7877-2083-2　C0095